中国医学临床百家

龙 琴 张丰菊 / 著

激光角膜屈光手术
龙琴 2019 观点

科学技术文献出版社
SCIENTIFIC AND TECHNICAL DOCUMENTATION PRESS

·北京·

图书在版编目（CIP）数据

激光角膜屈光手术龙琴2019观点 / 龙琴，张丰菊著. —北京：科学技术文献出版社，2019.3（2019.12重印）
ISBN 978-7-5189-5116-1

Ⅰ.①激⋯　Ⅱ.①龙⋯ ②张⋯　Ⅲ.①屈光不正—角膜—眼外科手术—激光疗法
Ⅳ.① R779.63

中国版本图书馆 CIP 数据核字（2019）第 016146 号

激光角膜屈光手术龙琴2019观点

策划编辑：蔡 霞	责任编辑：蔡 霞	责任校对：文 浩	责任出版：张志平

出　版　者　科学技术文献出版社
地　　　址　北京市复兴路15号　　邮编　100038
编　务　部　（010）58882938，58882087（传真）
发　行　部　（010）58882868，58882870（传真）
邮　购　部　（010）58882873
官 方 网 址　www.stdp.com.cn
发　行　者　科学技术文献出版社发行　全国各地新华书店经销
印　刷　者　北京虎彩文化传播有限公司
版　　　次　2019 年 3 月第 1 版　2019 年 12 月第 2 次印刷
开　　　本　710×1000　1/16
字　　　数　65千
印　　　张　7.5
书　　　号　ISBN 978-7-5189-5116-1
定　　　价　88.00元

序
Foreword

韩启德

欧洲文艺复兴后，以维萨利发表《人体构造》为标志，现代医学不断发展，特别是从 19 世纪末开始，随着科学技术成果大量应用于医学，现代医学发展日新月异，发生了根本性的变化。

在过去的一个世纪里，我国现代化进程加快，现代医学也急起直追。但由于启程晚，经济社会发展落后，在相当长的时期里，我国的现代医学远远落后于发达国家。记得 20 世纪 50 年代，我虽然生活在上海这个最发达的城市里，但是母亲做子宫切除术还要到全市最高级的医院才能完成；我患猩红热继发严重风湿性心包炎，只在最严重昏迷时用过一点青霉素。20世纪60—70年代，我从上海第一医学院毕业后到陕西农村基层工作，在很多时候还只能靠"一根针，一把草"治病。但是改革开放仅仅30多年，我国现代医学的发展水平已经接近发达国家。可以说，世界上所有先进的诊疗方法，中国的医生都能做，有的还做得更好。更为可喜的是，近年来我国医学界开始取得越来越多的原创性成果，在某些点上已经处于世界领先地位。中国医生已经不再盲从发达国家的疾病诊疗指南，而能根据我们自己的经验和发现，根据我国自己的实际情况制定临床标准和规范。我们越来越有自己的东西了。

要把我们"自己的东西"扩展开来，要获得越来越多"自己的东西"，就必须加强学术交流。我们一直非常重视与国外的学术交流，第一时间掌握国外学术动向，越来越多地参与国际学术会议，有了"自己的东西"也总是要在国外著名刊物去发表。但与此同时，我们更需要重视国内的学术交流，第一时间把自己的创新成果和可贵的经验传播给国内同行，不仅为加强学术互动，促进学术发展，更为学术成果的推广和应用，推动我国医学事业发展。

我国医学发展很不平衡，经济发达地区与落后地区之间差别巨大，先进医疗技术往往只有在大城市、大医院才能开展。在这种情况下，更需要采取有效方式，把现代医学的最新进展以及我国自己的研究成果和先进经验广泛传播开去。

基于以上考虑，科学技术文献出版社精心策划出版《中国医学临床百家》丛书。每本书涵盖一种或一类疾病，由该疾病领域领军专家撰写，重点介绍学术发展历史和最新研究进展，并提供具体临床实践指导。临床疾病上千种，丛书拟以每年百种以上规模持续出版，高时效性地整体展示我国临床研究和实践的最高水平，不能不说是一个重大和艰难的任务。

我浏览了丛书中已经完稿的几本书，感觉都写得很好，既全面阐述了有关疾病的基本知识及其来龙去脉，又介绍了疾病的最新进展，包括笔者本人及其团队的创新性观点和临床经验，学风严谨，内容深入浅出。相信每一本都保持这样质量的书定会受到医学界的欢迎，成为我国又一项成功的优秀出版工程。

《中国医学临床百家》丛书出版工程的启动，是我国现代医学百年进步的标志，也必将对我国临床医学发展起到积极的推动作用。衷心希望《中国医学临床百家》丛书的出版取得圆满成功！

　　是为序。

作者简介

Author introduction

龙琴

教授，主任医师，医学博士，博士研究生导师，现任职于中国医学科学院北京协和医院眼科，且担任角膜屈光手术专业组副组长。现任中国微循环学会眼微循环专业委员会屈光学组委员、海峡两岸医药卫生交流协会教育委员会眼科专业委员会眼表与泪膜疾病学组委员、北京医师协会眼科专家委员会角膜病学组委员、北京医学奖励基金会角膜病医学专家委员会委员。

自 1997 年以来，在屈光矫正领域进行了 20 余年临床实践和基础研究工作，擅长个性化飞秒激光和准分子激光屈光矫正手术。2007—2008 年完成美国国立卫生研究院眼科研究所（NIH/NEI）博士后研究和南卡罗来纳大学访学工作，2011 年赴美国 Bascom Palmer 眼科医院访学。

多次主持国家自然科学基金项目和北京市自然科学基金项目，发表学术论文 40 余篇，参与编写《飞秒激光屈光手术学》《近视矫治相关并发症病例图解与诊疗思维》《角膜理论基础和临床实践》《干眼》等书籍。

张丰菊

教授，主任医师，医学博士，博士研究生导师，现任职于首都医科大学附属北京同仁医院眼科中心。现任中华医学会眼科学分会眼视光学组副组长、中国医师协会眼科医师分会眼视光学专业委员会副主任委员、中国老年医学会眼科学分会眼视光学组副主任委员。

自1996年开展激光角膜屈光手术，积累了丰富的临床经验。

2013年获北京市卫生系统"215"高层次人才项目学科带头人，主持承担5项国家自然科学基金项目和国家"十一五""十二五"科技攻关课题合作项目、科学技术部"十二五"支撑合作项目及北京市教委重点项目、北京市自然基金项目等。获国家教育部成果奖、省科技进步奖二等奖、三等奖及市科技进步奖一等奖等。

在国内外刊物上发表学术文章百余篇。主编《近视矫治相关并发症案例图解及诊疗思维》《实用角膜屈光手术教程》；主译《眼科疾病的发病机制与治疗》《LASIK：角膜屈光手术新进展》。

前　言

Preface

　　随着社会文明的发展和科学的进步，屈光不正对患者视力的损害和生活质量的影响正在受到越来越多的关注，人们对视觉质量和生活质量的需求不仅推进了激光角膜屈光手术体系的建立，而且正在督促着这一领域的不断发展。

　　纵观激光角膜屈光手术 20 余年的发展，激光技术和设备在角膜屈光手术中的应用历程是一个不断探索、实践、改进、再探索和再实践的过程，当前正处于多种手术方式并存的多元化时代，飞秒激光的出现并未替代准分子激光，同样也不是发展的终点，对激光性能的深入理解和开发利用共同推进着手术趋于完善。

　　本书旨在阐述和分析目前激光角膜屈光手术领域中的新观点和新进展，包括不同手术种类的优势和不足、个性化激光消融技术和角膜胶原交联术在角膜屈光手术中的应用，以及受关注的热点问题，如干眼、角膜生物力学、视觉质量等现阶段临床及基础研究结果。然而，需要特别提出的是，笔者的视角和思维势未必能涵盖所有本领域的重要内容，因此尚有疏漏。此外，虽然本书稿经过多次校对，但是仍可能存在谬误，在此一并恳请读者谅解和指正。

在本书的成稿过程中，得到天津眼科医院王雁教授的指导及首都医科大学附属北京同仁医院孙明甡医生的无私帮助，同时，我的硕士研究生陈晨医生在查阅文献和初稿撰写的过程中奉献了大量时间和精力，在此深深感谢！

最后，感谢科学技术文献出版社精心策划的《中国医学临床百家》丛书出版工程，没有该丛书的出版计划，就没有本书的撰写和完成，笔者衷心希望《中国医学临床百家》丛书的出版取得圆满成功！

目 录

Contents

激光角膜屈光手术的临床应用现状

当眼调节静止时，外界的平行光线经眼屈光系统后不能在视网膜黄斑中心凹聚焦，无法产生清晰物像，称为屈光不正（refractive error），主要包括近视（myopia）、远视（hyperopia）和散光（astigmatism）。众所周知，屈光不正对视觉质量和生活质量均将产生不同程度的影响，因此，视力矫正始终是眼科学领域的重要课题，激光角膜屈光手术作为服务于这一目标的主要方式，20余年来受到广泛关注。

激光角膜屈光手术是指应用准分子激光和（或）飞秒激光，通过改变角膜曲率从而矫正屈光不正的手术。根据手术部位可分为两大类，一类为激光表层角膜屈光手术，包括：准分子激光屈光性角膜切削术（photorefractive keratectomy，PRK）、准分子激光上皮下角膜磨镶术（laser subepithelial keratomileusis，LASEK）、机械法－准分子激光角膜上皮瓣下磨镶术（epipolis laser in situ keratomileusis，Epi-LASIK）及经上皮准分子激光角膜切削术（trans-epithelial photo refractive keratectomy，TransPRK）；另一类为激光板层角膜屈光手术，包括：机械刀或飞秒激光辅助制作角膜瓣的准分子激光原位角膜磨镶术（laser in situ keratomileusis，LASIK）、前弹力层下激光角膜磨镶术（sub-Bowman keratomileusis，SBK）、飞秒激光角膜基质透镜取出术（femtosecond lenticule extraction，FLEx）及飞秒激光小切口角膜基质透镜取出术（femtosecond small incision lenticule extraction，SMILE）。

1. 屈光不正发病率逐年增加

在调节放松状态下，平行光线经眼球屈光系统聚焦在视网膜之前，称为近视；聚焦在视网膜之后，称为远视；眼球在不同子午线上屈光力不同，形成两条焦线和最小弥散斑的屈光状态称为散光。

流行病研究发现，屈光不正在澳大利亚等国家占盲和低视力原因的 1/4 和 1/2，未矫正屈光不正占视力损伤（视力 0.5）的 53%，占"法律盲"（视力 0.1）的 24%，该数据表明屈光不正在卫生保健覆盖较完全的发达国家尚未受到充分重视，而在发展中国家（包括中国在内）和落后国家，相应的比率更高。屈光不正对视力造成的损害包括两方面含义，其一是损害"日常生活视力"，即人在日常屈光状态下的功能性视力，不同于在充分利用屈光矫正工具时的最佳矫正视力。大量研究显示，较多的屈光不正患者视力并未得到矫正，成为低视力和盲的主要原因之一；屈光不正所造成的眼部器质性损害，主要包括高度近视眼的并发症（如视网膜脱离、黄斑病变等），表现为最佳矫正视力的下降，且不能通过屈光矫正工具得到改善。目前，我国已逐渐意识到屈光不正所造成的视力损害，并采取相关策略进行了积极的应对。

各类数据显示，近视是最常见的屈光不正类型，而其发病率仍在逐年增加。据报道，目前全世界约有 16 亿人存在近视问题，按照过去 50 年的增长趋势，预计世界近视人数到 2020 年时将增至 25 亿，这一数字占世界人口的 1/3。目前我国近视人数超过 4.5 亿，青少年时期是近视的高发阶段，我国近视的流行病学特点是，发病年龄提前、进展速度快、近视程度高，因此，如何尽可能地预防近视发生、延缓近视发展为高度近视成为近视防控的关键。

随着社会文明的发展和科学的进步，屈光不正对视力的损害和生活质量的影响受到越来越多的关注，加之逐年增加的近视发生率，因此，成人屈光不正矫正的需求和要求也在迅速增加。

2. 激光技术和设备在角膜屈光手术中的应用及发展是一个不断探索、实践、改进、再探索、再实践和趋于完善的过程

自 20 世纪 60 年代第一台激光器出现以来，众多研究人员

对其进行了多方面的探索，眼科是激光技术较早应用的领域之一。针对屈光不正的矫正，最先受到关注并得到使用的是波长为193nm 左右的远紫外准分子激光，之后是波长为 1053nm 左右的近红外飞秒激光。经过多个相关领域历时 20 余年的不懈研究，目前用于矫正屈光不正的激光，包括准分子激光及飞秒激光，在技术原理、设计理念和具体策略方面均取得长足进展。从早期单一大光斑、无过渡带的激光设计，发展到现今可变光斑、可调过渡带的扫描技术；此外，多种个性化诊治平台的出现，如波阵面像差引导、角膜地形图引导、Q 值引导及 Kappa 角补偿等，结合不断完善的眼球追踪和识别系统的使用，对屈光不正矫正效果的追求不再仅仅是视力的正常，而是具有舒适、持久的视觉质量的需求。

准分子激光治疗平台为激光角膜屈光手术的发展奠定了开创性的基础和不可磨灭的贡献，20 余年以来，国内外出现了多个用于矫正屈光不正的准分子激光设备，每种设备在硬件和软件上都进行了更新，大大推进了本领域的进步。动物实验和临床应用证实，激光角膜屈光手术是一种具有高度安全性、有效性和可预测性的屈光不正矫正方式，也使这一技术逐渐得到认可和广泛使用。然而，作为一种在健康眼施行的高度选择性手术，目前并没有达到 "0" 手术并发症。随着准分子激光技术的发展，对手术并发症的关注点同样在发生变化，例如，不再关注与早期大光斑扫描和局部干燥技术相关的中央岛等并发症，而更为关注与视觉质量相关的散射、眩光等并发症，以及如何有效保持正常的角膜生物力学稳定性的探讨等。

飞秒激光以脉冲形式发射，持续时间仅几个飞秒（1 飞秒 = 千万亿分之一秒），同时具有非常高的瞬时功率，可达到百亿瓦。20 世纪 90 年代初，飞秒激光以其超短超强的脉冲特性，一经发现便迅速应用于多个领域。飞秒激光的出现，使激光角膜屈光手术从需要手术刀辅助的传统形式进入无须手术刀的全激光模式，使手术的安全性、有效性和可预测性更加有保障。更为开拓性的进展是自 2008 年开始推进的 SMILE 手术，手术原理是使飞秒激光聚焦于角膜基质，根据屈光不正的类型和程度进行激光基质透镜成型，并将透镜从飞秒激光形成的角膜小切口取出，通过改变角膜曲率从而矫正屈光不正。在某种意义上，SMILE 手术是多种角膜屈光手术设计理念的结合，也是现代科技发展的重要结晶，它的出现标志着角膜屈光手术微创时代的到来。

激光技术和设备在角膜屈光手术中的应用及发展是一个不断探索、实践、改进、再探索、再实践和趋于完善的过程。飞秒激光的出现并未替代准分子激光，同样也不是发展的终点。目前的研究认为，飞秒激光系统中的大焦距与红外波长相关联，削弱了切割精度。自 2014 年开始，Vogel A 等基于切割动力学研究，提出紫外皮秒（皮秒，即万亿分之一秒）脉冲和涡旋光束聚焦相结合的技术可超过飞秒激光的频率和效率这一理念。研究采用猪眼和兔眼，通过 1 ～ 500 万帧 / 秒高速摄影，观察 200 ～ 850 皮秒的紫外高斯涡旋光束脉冲所形成的角膜基质内气泡，并在扫描电子显微镜下观察切割的特征。结果表明，相比于红外飞秒激光器，在相同处理时间内，紫外皮秒激光器具有更好的切割精度。涡旋光束所产生的环形焦点，使激光沿角膜达到有效且精确的切削，同时显著降低了切割所需能量，机械不良反应、热损伤和切割平面的气泡都显著减少。紫外皮秒激光器以其高精度、最小热损伤和超快的处理时间方面的优势，在微加工领域受到越来越多的关注。因此，随着科技的发展，该技术极有可能在多学科、多领域的合作下，将来应用于激光角膜屈光手术，实现这一手术领域新的突破性进展。

3. 激光角膜屈光手术的安全性、有效性和可预测性得到认可，手术数量呈逐年上升趋势

20 余年来，激光技术的不断完善、创新和应用，为激光角膜屈光手术的发展提供了坚实的平台。同时，相关基础和临床研究的深入和推进，也使得激光角膜屈光手术的理论和实践等各个方面都得到不断改进并趋于完善。目前，激光角膜屈光手术的安全性、有效性和可预测性得到认可，已经成为眼科矫治屈光不正的最常用手术方式，手术数量在世界范围内呈逐年上升的趋势。

当前的激光角膜屈光手术领域存在多种手术方式并存的特点，不同技术的更新及对其理解的深入势必影响到手术方式的选择。Ahn 等（2018 年）回顾分析了过去 10 年韩国屈光手术领域

手术方式的变化，在 2005 年和 2007 年，LASIK 是最多施行的手术方式；在 2015 年，表面消融术成为最受欢迎的手术方式，占屈光手术总量的 40%，在 2005 年仅为总量的 15%，其原因和 LASIK 手术所存在的角膜瓣相关并发症的风险有关。然而，在大部分屈光手术中，LASIK 仍然是主流手术。Ting 等（2018 年）认为 LASIK 是迄今为止全球范围内应用最广泛的激光角膜屈光手术，在美国和欧洲超过 120 万例 / 年。飞秒激光的出现使微型角膜板层刀的使用率大大降低，而 SMILE 手术由于免除角膜瓣的制作，完全避免了术后角膜瓣相关的并发症，势必使手术方式的选择又一次呈现出新的比例，对此，目前国内外尚缺乏具体的报道。

自激光角膜屈光手术问世以来，患者的整体满意度逐步提升，2016 年一项对 67893 例 LASIK 手术进行的系统性回顾显示了较高的患者满意度，98.6% 的患者术后屈光度在目标屈光度的 ±1.0D 的范围内，90.9% 的患者在 ±0.5D 范围内，仅有 1.3%（129/9726）的患者对手术效果不满意，该结果比美国食品药品监督管理局（FDA）批准激光角膜屈光手术时的总结报告中所显示的数据有了很大改善。国内报道同样显示了积极的结果。

激光角膜屈光手术在中国经过 20 多年的长足发展，专业医疗人员对该技术的掌握已经处于世界领先水平，加之中国成人近视人群的逐年增加，激光角膜屈光手术将迎来进一步创新和完善，得到更大范围的应用，同样，会有更多屈光不正人群受益于这项飞速发展的先进技术。

激光角膜屈光手术的临床新观点

如前所述，激光角膜屈光手术采用准分子激光和（或）飞秒激光，通过改变角膜曲率从而矫正屈光不正，经过 20 余年的研究和发展，激光角膜屈光手术领域处于多种手术方式并存的时代。目前手术方式分为两大类，分别是激光表层角膜屈光手术和激光板层角膜屈光手术。不同手术方式具有相应的适应人群和临床特点，本篇将就此进行阐述。

4. 激光表层角膜屈光手术正在向减轻术后疼痛、快速恢复视力的方向发展

激光表层角膜屈光手术的组织切削部位是角膜前弹力层和前部角膜基质，目前包括 PRK、LASEK、Epi-LASIK 和 TransPRK4 种术式。

（1）激光表层角膜屈光手术的现有术式及其疗效

1983 年，Trokel 等用准分子激光对牛眼角膜进行切削，发

现经波长为 193nm 的氟化氩准分子激光切削后，切口边缘整齐，周围组织无明显热损伤，在此基础上准分子激光角膜切削术（PRK）问世。PRK（1991 年）采用角膜上皮刀刮除角膜上皮，通过准分子激光消融组织，完成屈光矫正，在初步的临床应用中显示了较好的安全性、有效性和可预测性。然而，PRK 存在的角膜上皮愈合前疼痛、角膜上皮下混浊（haze）导致视力下降和屈光回退，以及术后长期滴用糖皮质激素造成高眼压等问题限制其临床应用。

LASEK（1999 年）是 PRK 手术的改良，采用 20% 酒精松解角膜上皮，制作角膜上皮瓣，进行瓣下激光切削完成屈光矫正。与 PRK 相比，LASEK 由于角膜上皮瓣的保留，术后视力恢复快，疼痛、haze 等并发症的发生率降低。为了消除酒精对角膜的刺激作用和潜在影响，在 LASEK 的基础上，Pallikaris 等（2003 年）提出了 Epi-LASIK，即借助机械角膜上皮刀分离角膜上皮，旨在制作边缘整齐的角膜上皮瓣。Dai 等研究发现，Epi-LASIK 可保留角膜前弹力层，使术后角膜上皮愈合更快，haze 形成更少。此外，前弹力层为角膜生物力学的重要构成部分，保留前弹力层的 Epi-LASIK 手术理论上具有最优的维护角膜生物力学稳定性的优势。

尽管 PRK、LASEK 和 Epi-LASIK 均显示出较好的临床治疗效果，然而，手术仍然存在需借助器械或者酒精去除角膜上皮的烦琐程序和相应损伤，基于这一问题，德国 SCHWIND

公司在阿玛仕准分子激光手术平台上推出了"一步法"全激光 TransPRK，即经上皮准分子激光角膜切削术，采用准分子激光，设计角膜上皮和角膜基质连续切削程序，完成角膜上皮去除和屈光矫正。之所以强调"一步法"，其原因是该手术平台并非第一个 TransPRK 平台，2009 年已有设备可完成"两步法"TransPRK，然而，激光切削设计上的不足所导致的术后远视等问题限制了其临床应用，在此基础上发展而成的"一步法"TransPRK 克服了激光设计上的缺陷，一经问世即受到广泛关注。不仅如此，手术过程中角膜上皮的去除范围根据切削光学区而设计，避免了之前的激光表层角膜屈光手术对角膜上皮的不必要损伤，因此，手术更微创，术后疼痛反应更轻。研究表明，与 LASEK 相比，TransPRK 术后角膜上皮再生所需时间更短，术后疼痛等不适感更轻，haze 发生率更低。

多年来激光表层角膜屈光手术的研究显示出其积极的疗效，Koshimizu 等（2010 年）分析了 42 眼 PRK 随访 10 年的结果，证实 PRK 的安全性和有效性，对低度近视的矫正具有更高的可预测性。Liu 等（2017 年）对 104 眼 PRK 进行术后 12 个月随访，观察指标包括视敏度、屈光度、haze、对比敏感度和波阵面像差等，经分析进一步肯定了 PRK 不仅对于中低度近视，对于高度近视伴或不伴散光的患者同样具有满意的安全性、有效性和可预测性。

制作边缘整齐的角膜上皮瓣是 Epi-LASIK 的优势之一，然而，角膜上皮瓣是否需要保留目前存在争议。大部分研究表明，保留角膜上皮瓣的 Epi-LASIK 和去除角膜上皮瓣的 Epi-LASIK 在近视的矫正上具有相似的疗效，但术后视力及角膜上皮的恢复时间报道并不一致。郭秀瑾等采用新西兰白兔进行透射电镜和免疫组化研究发现，去除角膜上皮瓣的 Epi-LASIK 对角膜基质细胞的损害较保留角膜上皮瓣的 Epi-LASIK 轻，角膜基质细胞凋亡少，更有利于角膜的快速修复。到目前为止，部分学者支持 Epi-LASIK 手术中去除角膜上皮瓣，认为去瓣法角膜上皮愈合时间更短。然而早期的基础研究表明，Epi-LASIK 所制作的角膜上皮瓣包含前弹力层，而前弹力层有可能抑制 haze 形成，同时稳定角膜生物力学，去除角膜上皮瓣则意味着舍弃前弹力层，而另一方面，保留角膜上皮瓣是否真正保留了前弹力层？对此仍需进一步深入研究。

（2）激光表层角膜屈光手术适应证和禁忌证的新认识

激光表层角膜屈光手术的施行首先需满足激光角膜屈光手术的基本适应条件。对于激光表层角膜屈光手术，对术前屈光度的评估尤为重要。

目前的专家共识指出，表层手术的建议屈光度 ≤ −8.00D 患者，且需考虑角膜厚度，TransPRK 多适用于屈光度 ≤ −6.00D 患者。由于激光表层角膜屈光手术不存在与角膜基质瓣制作相关的角膜生物力学稳定性下降的可能，不仅更适用于从事特殊职业的患者，如剧烈对抗性运动及易发生眼部外伤的人员，而且对于角膜厚度相对较薄且瞳孔直径较大的患者，可以在预留同样厚度角膜基质的前提下，设计更大的有效光学区和过渡区，从而提高术后的视觉质量。由于大部分增效手术的预矫屈光度为低度，因此，增效手术是临床上激光表层角膜屈光手术的较好适应证，如对于角膜屈光手术、角膜移植手术、白内障手术后残留屈光度者，均有可靠疗效。同时，需要注意的是，TransPRK 默认的角膜上皮切削深度为中央 55μm、周边 8mm、直径 65μm，适用于大部分正常角膜，而非所有人群。

随着角膜上皮厚度测量技术的进步，目前软件已开放自主设定角膜上皮切削量的功能，因此，对于屈光手术后角膜上皮异常增生所造成的不规则状态，可以根据可靠的角膜上皮测量数据，自主设定角膜上皮切削深度。激光角膜屈光手术的禁忌证同样适用于激光表层角膜屈光手术。与板层切削手术不同，对表层切削而言，由于术后 haze 形成的可能，存在瘢痕体质的患者是手术的禁忌。

虽然激光表层角膜屈光手术由于免除角膜瓣的制作，在目前所有激光角膜屈光手术方式中，对角膜生物力学稳定性的维护最具优势，加之角膜胶原交联术的出现，为术前评估存在角膜扩张倾向的患者提供了屈光矫正的可能，然而笔者认为，疑似圆锥角膜和角膜扩张仍然应该是激光角膜屈光手术的禁忌证，包括激光表层角膜屈光手术。

（3）激光表层角膜屈光手术的并发症

传统激光表层角膜屈光手术所存在的并发症，如术后眼部疼痛、异物感、haze 形成等，通过技术的更新及术前评估的完善，已逐步得以减轻或避免。Haze 是激光表层角膜屈光手术最受关注的并发症，其所产生的角膜混浊、屈光回退等后果曾一度限制了激光表层角膜屈光手术的临床应用。研究表明，haze 的形成和以下因素有关，包括切削深度、术后角膜基质的不完整状态、角膜上皮基底膜结构和功能的不完整所导致的局部重建，以及术后创伤愈合反应中角膜基质细胞活化转变为肌成纤维细胞促发细胞外基质的异常沉积等。Haze 形成的相关风险因素包括：高度近视和散光的矫正、存在自身免疫性疾病、过度暴露于紫外线，以及年龄。有学者认为，术后的 haze 分为两类，分别是"早期haze"和"晚期 haze"。"早期 haze"的特征是术后角膜上皮 – 基质界面上皮下胶原和细胞外基质的逐渐形成，通常开始于术后 1周，在术后 1～ 3 个月达到高峰，此后逐渐消退；"晚期 haze"常于术后 4～ 12 个月发生，呈网状外观，程度更重，对视功能的影响更大。眼表糖皮质激素眼液的使用可在一定程度上减轻haze 形成。然而，目前存在的问题是，由于糖皮质激素升高眼压等不良反应的存在，其使用大多在术后 4 个月内，因此，糖皮质激素虽然可能抑制术后早期 haze 的发生，但对术后晚期 haze，则缺乏抑制作用。

2000 年，Majmudar 等首次报道丝裂霉素 C（mitomycin C，

MMC）在角膜屈光手术中的使用，观察到 MMC 的使用大大降低了术后 haze 的发生率，从一定程度上再次鼓励了激光表层角膜屈光手术的临床应用，尤其对于高度近视的矫正。作为伤口愈合的调节剂，MMC 可有效阻断角膜细胞的活化、增殖和肌成纤维细胞的分化。Kaiserman 等（2017 年）回顾性研究了 7535 眼接受去除角膜上皮激光表层角膜屈光手术，联合术中 MMC 应用的疗效，研究发现，高度近视患者的 haze 发生率为 2.1%，显著高于中低度近视患者（1.1%）。高度散光眼 haze 的发生率是低度散光眼的 3.5 倍，远视的矫正更易发生 haze，MMC 使用时间 ≥ 40 秒术后 haze 发生率（0）显著低于 MMC 使用时间 < 40 秒（1.3%）的患者。早期轻度 haze 发生时间在术后平均（68.8±6）天，而晚期严重 haze 则发生于术后平均（115±17）天。因此，对激光表层角膜屈光手术而言，远视、高度近视或散光患者术后出现 haze 的风险较高。相比之下，术中长时间（≥ 40 秒）MMC 的使用可能有益于预防术后 haze 的发生。此外，该研究发现，采用酒精去除角膜上皮术后 haze 程度是采用激光去除角膜上皮的 2.6 倍，其原因可能与酒精对角膜上皮及前部角膜基质的毒性作用和酒精法去上皮时不整齐的边缘促发不均匀的术后创伤愈合反应有关，显示了 TransPRK 在减少 haze 形成方面的优势。

多数临床报道显示，激光表层角膜屈光手术中使用 MMC 可显著减少 haze 形成，但 MMC 仍然存在可能出现的严重不良反应（如角膜内皮细胞毒性、降低手术可预测性），更为严重的并发症（包括术后角膜基质的溶解和变薄），甚至角膜穿孔，因此部分学者并不建议术中使用 MMC。

无论何种激光表层角膜屈光手术，术后角膜上皮的愈合及与之相关的术后疼痛不适都是重要的评价指标。角膜具有丰富的感觉神经，角膜上皮损伤和缺失后大量高敏感性的神经末梢暴露，引起严重疼痛，是影响患者选择激光表层角膜屈光手术的重要因素。此外，角膜上皮延迟愈合可导致术后局部角膜细胞过度活化，加重 haze 形成。研究表明，相比于直接刮除角膜上皮的 PRK 手术及使用酒精的 LASEK 手术，Epi-LASIK 手术和 TransPRK 手术所形成的角膜上皮创缘整齐，因此修复速度更快。

某些药物的使用可以在一定程度上减轻术后疼痛，如新型非甾体类药物。在角膜上皮愈合方面，有学者尝试采用自体血清或者血清提取物促进角膜伤口愈合。Hondur 等和 Akcam 等（2017 年）报道了自体血清滴眼可以显著加速 LASEK 和 PRK 术后的角膜上皮愈合，与单纯使用人工泪液相比，术后上皮愈合时间约缩短 1 ~ 2 天。作为激光表层角膜屈光手术不可回避的并发症，尽量减轻术后疼痛，加速角膜上皮愈合不仅有助于提高患者满意度，对术后早期 haze 和晚期 haze 生成同样具有重要的预防作用。

（4）经上皮准分子激光角膜切削术的进展及改良

1）"一步法"经上皮准分子激光角膜切削术的优势与疗效

"一步法"经上皮准分子激光角膜切削术（TransPRK）的出现使激光表层角膜屈光手术得到临床的再次关注。2009 年 10 月，德国 SCHWIND 公司推出了全球第一款"一步法"AMARIS 全激光 TransPRK 准分子激光手术平台，可以完成角膜上皮切削和无缝连接的基质切削，从而有效地矫正屈光不正。手术无须酒精和器械辅助，操作简化，便捷安全，实现了激光表层角膜屈光手术从"有刀"到"无刀"的变化，一经面世即得到医生和患者的青睐。

与其他激光表层角膜屈光手术相比，TransPRK 术后角膜上皮得到更快的愈合，其原因与更小的角膜上皮损伤区及健康、锐利而整齐的角膜上皮切削边缘有关。Fattah 等（2018 年）对比观察了 TransPRK 和酒精辅助 PRK 术后 1 年的视力、屈光度和高阶像差。分析发现，除 TransPRK 术后散光值低于酒精辅助 PRK，其余指标的差别均无统计学意义，提示两种手术具有类似的术后临床疗效。然而，该研究观察到两种手术方式在术后复发性角膜上皮糜烂的发生率上存在差别。复发性角膜上皮糜烂（recurrent corneal epithelial erosion，RCE）是一种由于角膜上皮反复自发性脱落导致眼部刺痛和视力下降的角膜不健康状态。RCE 在激光角膜屈光手术后数月内发生并不少见，可见于 PRK、LASEK 和 LASIK 术后，尤其是传统的 PRK 术后，其发生率有报道高达 20%，LASIK 后发生率相对较低。RCE 的组织学特征是角膜上皮和基底膜的不紧密黏附，导致反复角膜上皮脱落。值得注意的结果是，9.9% 的酒精辅助 PRK（10/101）患者在角膜绷带镜摘除后 1 周内因 RCE 造成眼部刺痛或感染而再次就诊，而 TransPRK

组仅有 1%（1/100），酒精辅助 PRK 组 RCE 的发生率与以往文献报道类似，因此，该研究表明 TransPRK 术后 RCE 的发生率较低。考虑其原因，可能和两种手术操作存在差异有关，酒精辅助 PRK 手术上皮缺损区大于准分子激光光学切削区，导致未切削区前弹力层裸露的半桥粒松解，降低了角膜上皮与基底膜的黏合力，使 RCE 易于发生，而 TransPRK 的角膜上皮缺失区等同于光学切削区，不存在裸露的前弹力层，因此降低了 RCE 的发生。

虽然"一步法"TransPRK 显示了其优于传统激光表层角膜屈光手术的特点，然而，Antonios（2017 年）比较了 TransPRK 和酒精辅助 PRK 在矫正高度近视方面的临床疗效和 haze 的差异，两组术中均使用了 0.02%MMC45 秒。经 1 年随访观察显示，两种手术的术后视力、屈光度、高阶像差和 haze 均未见统计学差异，作者认为，虽然 TransPRK 对角膜上皮的损伤相对小，理论上可减轻术后 haze，然而准分子激光对角膜上皮切削所需的额外能量造成的副损伤从一定程度上削弱了前者减小 haze 形成的优势。

2）智能脉冲技术在经上皮准分子激光角膜切削术中的应用

智能脉冲技术（SmartPulse Technology，SPT）是德国 SCHWIND 公司在 AMARIS TransPRK 准分子激光手术平台上设计的新的切削模式。SPT 采用几何模型定义角膜的真实曲面形态，和传统的平面模型相比，使激光脉冲位置排布更加紧密，对角膜中周部的切削效果更加显著。动物实验表明，SPT 使角膜基质床粗糙程度降低 60%，扫描电镜下明显可见 SPT 激光后的角膜组织光滑程度显著增高，而光滑的角膜基质则有利于角膜上皮的修复，形成透明的屈光介质。因此，SPT 技术通过降低切削后角膜基质床的粗糙程度，理论上可加快患者术后视力的恢复，尤其是术后早期的视力恢复。

除了促进术后早期视力恢复，Lin 等（2017 年）回顾性分析了接受 SPT-TransPRK 术后的角膜非球面性特征。数据显示术后 3 个月，低度近视组（33 眼）角膜非球面性 Q 值改善（术前 Q=-0.04±0.17，术后 Q=-0.19±0.20，$P < 0.05$）；中度近视组（35 眼）Q 值维持术前状态（术前 Q=-0.07±0.14，术后 Q=-0.05±0.24，$P=0.35$）；高度近视组（38 眼）角膜中央趋于扁平（术前 Q=-0.09±0.15，术后 Q=-0.62±0.70，$P < 0.05$）。该研究表明，SPT-TransPRK 术可有效维持或轻微改善角膜的非球面特性，适用于中低度近视矫正，这一疗效将有可能利于改善术后视觉质量，减轻老视症状。

3）目前经上皮准分子激光角膜切削术的局限性

首先，作为激光表层角膜屈光手术的一种类型，该手术的术后疼痛、haze 发生仍然无法完全避免，术后糖皮质激素的使用同样存在激素性高眼压的可能。

此外，目前应用 TransPRK 默认的角膜上皮切削深度模型，这种设计是否对手术精确性存在影响尚有待商榷。根据人群调查研究结果，TransPRK 默认的角膜上皮切削深度模型定义为中央

55μm，并向周边 8mm 直径逐渐增厚至 65μm。当角膜上皮厚度或者形态发生变异时，固定的切削设计将可能导致球镜或散光的出现。然而，理论上这一切削模式的屈光矫正效果受角膜上皮厚度的影响，小于所获得的实际光学区直径的大小所造成的影响，而且，当进行高度近视和远视矫正时，实际获得的光学区受实际角膜上皮厚度的影响则更低。研究表明，当实际角膜上皮厚度超过设定的 55μm 厚度时，所获得屈光矫正效果并无改变，而实际获得光学区直径缩小，在这种情况下，对切削参数的调整不应是预矫屈光度，而是光学区的直径，对此，还需临床观察及对软件设计的深入研究和进一步完善。

作为激光表层角膜屈光手术，TransPRK 术后的视觉质量同样受到角膜上皮重塑的影响。Hou 等（2017 年）经研究发现，TransPRK 术后中央角膜上皮的修复经历了先增厚再变薄，再逐渐增厚的过程，手术为保留非球面特性势必切削更多的角膜，而切削组织越多，角膜上皮代偿性增厚则越显著，这一变化可能在一定程度上削弱个性化手术所应达到的效果。

5. 激光板层角膜屈光手术在彰显微创理念、疗效确切等优势的同时仍需精准及完善

（1）激光板层角膜屈光手术的现有术式及疗效

激光板层角膜屈光手术包括机械刀辅助的准分子激光原位角膜磨镶术（microkeratome-assisted excimer laser in situ keratomileusis，MK-LASIK）或飞秒激光辅助的准分子激光原位角膜磨镶术（femtosecond laser-assisted excimer laser in situ keratomileusis，FS-LASIK），还包含机械刀辅助或者飞秒激光辅助的特指角膜瓣厚度设定为 100μm 的前弹力层下角膜磨镶术（sub-Bowman keratomileusis，SBK）。随着飞秒激光技术的发展，激光板层角膜屈光手术的范围进一步涵盖了仅以飞秒激光完成角膜基质透镜成型并取出的术式。这一大类屈光手术保留了角膜上皮和前弹力层，术后视力恢复快，无明显疼痛和 haze 形成，是目前激光角膜屈光手术领域的主要术式。

如前所述，飞秒激光的出现很大程度上终结了机械刀的使用，主要原因是飞秒激光在制作角膜瓣方面的安全性和精确性。Torky 等（2017 年）对比分析了 MK-LASIK 和 FS-LASIK 术后的屈光度、像差及角膜瓣的精确度，研究发现，两种手术术后 3 个月的球镜度、散光度、像差及安全指数均无统计学差异，显示了对近视矫正较好的安全性和有效性。然而，机械刀制作角膜瓣的厚度为（104.6±20.1）μm（范围：62μm ～ 155μm），飞秒激光制作角膜瓣的厚度为（100.12±16.1）μm（范围：81μm ～ 122μm），后者的精确性显著优于前者。另有研究得出相似的结论，并且飞秒激光制作角膜瓣所发生的相关并发症，如不完全角膜瓣、纽扣瓣、碎瓣等几乎完全避免，这一优势使得 FS-LASIK 逐渐取代了 MK-LASIK。Hashmani 等（2017 年）进行了 1366 眼的回顾性研究发现，不仅角膜瓣的制作更为安全精准，

FS-LASIK 在有效性和预测性方面均显著优于 MK-LASIK，而且手术过程更为安全，患者满意度更高。

在对散光的矫正方面，Gros-Otero 等（2017 年）对比分析了飞秒激光辅助的 FSBK（femtosecond laser-assisted sub-Bowman keratomileusis，FSBK）和 LASEK 对高度近视散光的矫正效果。所纳入对象为散光超过 −1.50D 的患者，FSBK 组 427 眼，LASEK 组 425 眼，观察 6 个月。研究发现，两组的有效性和安全性无统计学差异，LASEK 组术后残余散光显著高于 FSBK 组，然而，LASEK 组进行再次加强手术的比率（15.5%）显著低于 FSBK 组（22.6%）。该研究提示，不论 FSBK 还是 LASEK，对散光矫正的预测性均低于对球镜的矫正，FSBK 略占优势，然而与 LASEK 相比，FSBK 角膜瓣的制作和愈合对远期屈光度的稳定性存在潜在的不良影响，因此在术式的选择上需综合考虑。

远视，尤其是高度远视的矫正在预测性上始终存在不足，然而，随着设备的更新，远视的矫正预测性得到逐步提高。Ortueta 等（2017 年）采用 AMARIS750 进行高度远视的矫正，该设备具有角膜顶点中心定位和非对称性补偿的功能，研究结果显示了其对高度远视临床疗效有显著提高，然而，术后高阶像差的引入仍然不可忽视，对术后视觉质量将产生一定程度的影响。

复性远视散光是指角膜两条子午线焦点均落于视网膜之后的一种屈光状态，其特点为散光度往往高于 3D，对其进行激光矫正具有更高的精确度要求。Jorge L 等（2017 年）分析了采用新型 SCHWIND 眼球旋转跟踪和非球面优化切削功能的准分子激光平台对 50 眼复性远视散光的矫正，结果显示了良好的安全性，但由于欠矫的存在，23.75% 患者术后 3 个月接受了再次加强手术，术后 6 个月，80% 眼等效球镜为 ±0.5D，96% 眼等效球镜为 ±1.0D，提示对于复性远视散光的矫正，在初次手术时应考虑到欠矫的可能，对手术方案进行适当调整。

在角膜厚度允许的前提下，高度、超高度近视是激光板层角膜屈光手术的适应证。多项研究显示，LASIK 对高度、超高度近视矫正具备安全性、有效性和可预测性。然而，光学区设计受到角膜厚度的限制，当暗光下瞳孔扩大超过光学治疗区，光线将从治疗区外射入，在眼内产生双重折射，形成视物模糊和光晕，导致视力下降和眩光，成为术后满意度降低的重要原因。

由于角膜厚度的设计对维持术后角膜生物力学至关重要，在相同预矫屈光度的条件下尽量节省角膜组织成为评估设备安全性的标准之一。Ghoreishi 等（2017 年）对比分析了 TECHNOLAS 217z100 准分子激光平台的组织节省（tissue saving，TS）模式和 MEL80 准分子激光平台的像差智能切削（aberration smart ablation，ASA）模式对近视和近视散光的矫正。研究发现 TS 模式组具有和 ASA 模式组相当的术后高阶像差和对比敏感度。这一研究在一定程度上体现了当下本领域针对有效节省角膜组织、更好地维护角膜生物力学稳定性、减少术源性高阶像差的引入、提高术后视觉质量的切削模式的临床需求和发展方向。

虽然与 PRK 相比，LASIK 在多方面显示了其优势，然而，对其远期疗效的评估尚不完善。有学者采用混合效应模型进行 LASIK 和 PRK 远期疗效的对比。LASIK 组（1127 眼）的等效球镜（spherical equivalent，SE）是（−6.29±2.71）D，PRK 组（270 眼）的 SE 是（−5.97±2.64）D。经分析，PRK 组的裸眼远视力（uncorrected distance visual acuity，UDVA）在术后早期低于 LASIK 组，在术后 4 年高于 LASIK 组；两组术后 4 年的最佳矫正视力（best corrected visual acuity，BCVA）并无统计学差异，提示两组具有等同的手术安全性。LASIK 组和 PRK 组的显然验光等效球镜（manifest refraction spherical equivalent，MRSE）在术后均有逐渐近视化的趋势，术后 6 年，PRK 组 MRSE 基本趋于稳定，而 LASIK 组仍存在持续近视化倾向；术后 3 个月，LASIK 组 MRSE 在 ±0.5D 或 ±1.0D 者显著高于 PRK 组，而在术后 10 年，PRK 组显著高于 LASIK 组，提示 PRK 组更优的屈光稳定性。与此相应的是，接近一半的 LASIK 组再次加强手术在术后 6 个月至 1 年进行，另一半在术后 1 至 9 年进行，而 PRK 组再次手术均于术后 1 年后进行，结果提示，LASIK 组再次手术的原因包括欠矫和回退，而 PRK 组的原因则全部是屈光回退而非欠矫，证明激光矫正软件的设计更适用于 PRK 手术。出现 LASIK 屈光回退和屈光不稳定的原因主要和术中角膜瓣的制作及术后创伤愈合有关，LASIK 手术的创伤愈合期显著长于 PRK 手术，导致其屈光状态的不稳定和屈光回退。因此，作者认为，

LASIK 和 PRK 均存在术后远期（6 年）的逐渐近视化表现，而 LASIK 可持续超过 10 年。长期随访有助于进一步明确不同手术方式的远期疗效，从而完善手术设计。值得注意的是，由于该研究是回顾性分析，观察对象为 MK-LASIK，对于其他类型的激光板层角膜屈光手术，如 FS-LASIK 和角膜基质透镜取出手术等，目前尚需开展远期疗效的评估。

（2）激光板层角膜屈光手术适应证和禁忌证的新观点

激光板层角膜屈光手术的适应证与激光表层角膜屈光手术不同之处主要在于屈光度的矫正范围，国内相关共识指出，激光板层角膜屈光手术可矫正：近视 ≤ −12.00D，散光 ≤ 6.00D，远视 ≤ +6.00D；采用仅以飞秒激光完成角膜基质微透镜并取出术式者，建议矫正屈光度数球镜与柱镜之和 ≤ −15.00D。使用各种激光设备矫正屈光不正度数范围应在中国食品药品管理局批准的范围内。

激光板层角膜屈光手术的禁忌证基本与激光表层角膜屈光手术相同，此处不再赘述。与表层手术不同，对于激光板层角膜屈光手术，瘢痕体质不属于手术的绝对禁忌证，可酌情接受手术。

考虑到激光板层角膜屈光手术术中负压环使用所需的眼睑及眼眶条件和吸引所可能产生的玻璃体视网膜扰动，此类手术的相对禁忌证包括：①眼眶、眼睑或眼球解剖结构异常致机械角膜刀或飞秒激光固定环无法正常工作；②有视网膜脱离及黄斑出血病史等。对于发生角膜创伤高风险人群，由于角膜瓣存在外伤后移位的可能，SMILE 手术比 LASIK 手术更具优势。

（3）准分子激光原位角膜磨镶术并发症的新思考

准分子激光原位角膜磨镶术是激光板层角膜屈光手术的传统术式，至今仍不可取代。自飞秒激光应用于准分子激光原位角膜磨镶术以来，与机械刀相关的并发症，如不完全角膜瓣、纽扣瓣等几乎得以完全避免，术后上皮植入等并发症大幅度减少，然而对手术安全性的评估仍然不可忽视。

涉及激光板层角膜屈光手术并发症的观察大多集中在眼前节，对眼后节并发症的关注相对不足。对激光角膜屈光手术而言，眼后节并发症包括孔源性视网膜脱离（retinal detachment，RD）、黄斑出血、黄斑裂孔、黄斑囊样水肿和视神经损伤等。据统计，MK-LASIK 发生 RD 的概率约为 0.06% ～ 0.36%，而总近视人群则是 2.20%，其差别主要与所统计的对象不同有关，接受近视手术的人群术前均经过眼底筛查，必要时进行了预防性激光治疗，术后 RD 的发生率相对低。有学者认为，由于屈光手术医生和眼底病医生之间联系不足，激光角膜屈光手术后 RD 的实际发生率高于所统计的比率。玻璃体后脱离（posterior vitreous detachment，PVD）同样是术后眼后节并发症之一，有报道其发生率在 MK-LASIK 术后约为 9.5% ～ 21.4%，而确切发生机制并不清楚，可能的原因是角膜瓣制作过程中眼压升高达 60mmHg，导致眼轴瞬间改变，造成玻璃体牵拉，尤其在黄斑部和玻璃体基底部，成为 PVD 和 RD 的危险因素。就这一原因而言，飞秒激光制作角膜瓣的过程与机械刀相比，伴随相对低的眼压（30～40mmHg）和相对长的延续时间，对 PVD 的形成会有何影响？对此，Osman 等（2017 年）进行了观察，研究发现，术后 1 个月机械刀组（采用 Moria M2）4 眼（20%）发生 PVD，而飞秒激光组（采用 INTRALASE FS-150）17 眼（85%）发生 PVD，这一比率显著高于以往文献报道的 16%，作者认为其原因可能与后者 2 天的随访时间有关，PVD 在术后 2 天可能尚未充分形成。该研究显示，虽然 MK-LASIK 组眼内压升高程度（60mmHg）显著高于 FS-LASIK 组（30～40mmHg），然而负压吸引时间机械刀组为（18±2）秒，而飞秒激光组显著延长，约为（63±4）秒，可能是造成术后 PVD 高发生率的主要原因，提示对于 FS-LASIK 术后眼后节随访的重要性。

飞秒激光制作角膜瓣过程中不透明气泡层（opaque bubble layer，OBL）的产生将不同程度地影响后续的准分子激光跟踪系统的精确性，因此，作为 FS-LASIK 的并发症之一，OBL 的形成也成为主要的关注点。Mastropasqua 等（2017 年）通过对远视进行激光矫正研究角膜瓣直径对 OBL 的影响，评估 108 例（216 眼）FS-LASIK 患者术中 OBL 的发生率。3 组预设的角膜瓣直径分别为：7.90mm（组 1）、8.00mm（组 2）和 8.20mm（组 3）。将角膜瓣划分成 4 个象限，根据 OBL 情况，分为无 OBL，最少 OBL（OBL 不超过 1 个象限），轻度 OBL（OBL 范围 2～3 个象限，不累及中央角膜）和中度 OBL（OBL 范围约为 3 个象限，有累及中央角膜倾向）。结果表明，3 组 OBL 发生率分别为 23.6%、20.8%、4.1%，组 1 的 OBL 均为轻至中度，组 2 为轻度，组 3 的 OBL 产生最少。组 1 和组 3、组 2 和组 3 均有统计学差异。因此，随着角膜瓣直径增加，OBL 产生减少，8.2mm 角膜瓣所产生的 OBL 程度最轻。该研究针对远视矫正，通常使用中号负压环，可达到相对大的角膜瓣直径，而在常规近视矫正中，常规使用小号环，考虑到这一研究结果，部分学者倾向于将角膜瓣直径扩大，设定至（7.9/8.0）mm，以减少 OBL 的形成。

自飞秒激光应用于板层角膜屈光手术以来，对角膜瓣并发症的关注日渐减少，对术后视觉质量的需求成为评估手术满意度的要素之一。术后视觉质量受多重因素影响，其中光学区的直径不可忽视，直接影响到术后夜间视力、眩光等并发症的发生。目前存在的问题是，术前设计的光学区直径和术后的实际光学区直径是否吻合？有学者研究发现 LASIK 术后的实际光学区小于术前设计值，其差异与准分子激光设备相关，而如何准确测量实际光学区则是更为关键的问题。李华等（2018 年）报道了采用 Pentacam 眼前节分析系统 6 种不同模式的角膜地形图，即单纯角膜轴向曲率图、单纯角膜切线曲率图、角膜轴向曲率差异图、角膜切线曲率差异图、角膜前表面高度图及角膜厚度差异图，并联合自主研制的透明同心圆软件，对接受 FS-LASIK（采用 Wavelight FS200 飞秒激光器）的患者进行术后光学区的测量。

该研究创新性地采用了图形化编程软件和同心圆标尺软件，与角膜地形图联机测量，明显提高了测量的精确性，并减少了手动坐标纸引入的误差。研究结果显示采用上述 6 种不同模式的角膜地形图测量发现，FS-LASIK 术后 3 个月光学区大小趋于固定，其数值小于术前设计的理论光学区，随着治疗区与非治疗区角膜屈光度梯度的增加，所引入的球差增加，将产生更大的目标光学区与实际光学区的差异，如何对此进行切削模式的调整尚有待进一步研究。

LASIK 手术的损伤涵盖泪膜、角膜上皮、前弹力层、基质层和角膜神经，其中角膜神经的损伤由于其再生困难，是术后组织修复的难点。角膜神经修复不良是术后干眼、眼部疼痛等不适主诉，是角膜营养不良相关性上皮病变等并发症不可忽视的原因。然而，角膜神经的修复时间和影响因素目前尚不清楚。研究表明，LASIK 术后 6 个月角膜神经密度和角膜知觉仍低于术前。Zhao 等（2016 年）采用共聚焦显微镜观察得出相似的结论，FS-LASIK 矫正近视术后 6 个月，所有手术眼的角膜神经密度均未能恢复到术前水平，高度近视尤为明显。另有研究表明，LASIK 术后 5 年角膜基底膜下神经仍未完全修复。由于角膜神经在术后眼表和角膜营养方面不可或缺的作用，在广泛开展激光角膜屈光手术，尤其是对角膜神经损伤更显著的激光板层角膜屈光手术的同时，针对角膜神经修复进行积极深入的研究，减少由于神经损伤所产生的并发症，成为亟待解决的重要问题。

激光板层角膜屈光手术设备和技术更新的首要目的是通过激光切削，中和原有的球镜和柱镜，从而获得术后完美的正视状态，实际矫正屈光度和预计矫正屈光度之间的任何差别都将导致术后残余屈光不正的出现，尤其是手术源性散光（surgically induced astigmatism，SIA）的形成。针对 LASIK 术后 SIA 及其影响因素，Karmona 等（2017 年）经研究发现，所有患者术前均无散光，采用 MK-LASIK 手术后 3 个月，远视矫正组（549 例）SIA 超过 0.25D 者占比 57%，而近视矫正组为 45%。LASIK 术后 SIA 的原因主要和伤口愈合有关，治疗区和非治疗区角膜基质的生物力学不均衡及角膜瓣的蒂部收缩产生相应轴位的陡峭都是术后 SIA 的原因，而术中激光本身的能量波动、中心定位、眼球跟踪、眼球旋转和大 Kappa 角等因素都参与了 SIA 的产生。在该研究中，远视矫正组的 SIA[（0.49±0.48）D] 显著高于近视矫正组 [（0.36±0.4）D]。远视的矫正由于周边环形切削的需要，角膜瓣的直径和居中性直接影响到准分子激光的有效切削范围，从而导致 SIA，因此，对远视的矫正始终是 LASIK 的挑战。

　　此外，远视矫正所造成的中央变陡、周边变平的角膜形态改变了眼睑和角膜的相互位置关系，在瞬目作用下造成角膜创伤愈合的不均一性，产生比近视矫正更显著的 SIA。在对高度近视或高度散光的矫正中，由于治疗时间延长，角膜瓣干燥、皱褶，角膜基质水化及激光性能波动的风险增加，SIA 则相应增加。除了远视、高度屈光不正为 SIA 风险相关因素之外，该研究发现光学区同样是 SIA 的显著相关因素。对于近视矫正，小光区设计增加 SIA，而对远视矫正则相反，大光区设计增加 SIA，其原因同样与创伤愈合相关联。由此可见，对于 LASIK 手术，如何校准切削效果，有效避免术后 SIA 形成，从而真正稳定地达到术后的正视状态，值得深入探讨。

（4）飞秒激光辅助准分子激光原位角膜磨镶术仍是目前激光角膜屈光手术的主流术式

2005 年飞秒激光器引入我国并应用于 LASIK 手术，开创了飞秒激光辅助的 LASIK 手术（FS-LASIK），其原理为"飞秒激光制作角膜瓣联合准分子激光角膜基质消融"，逐渐取代了传统机械刀辅助的 LASIK 手术（MK-LASIK）。飞秒激光是一种以脉冲形式运转的红外激光，脉冲时间短，激光斑小，热损伤和冲击波损伤小，具有良好的角膜瓣厚度预测性，使角膜瓣的制作更加规则精确，降低了角膜瓣相关并发症的发生。

关于飞秒激光所制作的角膜瓣是否会带来比机械刀制瓣更好的术后视觉质量，临床研究显示了不同的结果，然而大多数学者的研究支持 FS-LASIK 术后高阶像差（high order aberration，HOA）的增加量更小、对比敏感度（contrast sensitivity，CS）更好。2017 年温州医科大学眼视光学院联合英国、澳大利亚、西班牙等多位学者，在 MEDLINE、EMBASE、COCHRANE 图书馆中搜集了 48 项 2015 年 11 月之前的随机对照试验结果，通过系统回顾和 Meta 分析比较了多种激光角膜屈光手术方式矫正近视，包括高度近视的术后疗效、可预测性、安全性和视觉质量。经分析发现，不同术式在最终的视力、有效性、安全性和视觉质量上均无统计显著差异，而 FS-LASIK 手术的可预测性显著优于其他类型的激光角膜屈光手术。

由于周边能量损耗和眼球跟踪系统的不完善，针对远视和散光的矫正始终是准分子激光设备的挑战，随着设备的功能开发和软件更新，具有优化非球面切削、眼球旋转补偿、红外跟踪仪和高频准分子激光平台等应用使 FS-LASIK 对柱镜度＞ 3.00D 的复合远视散光和高度远视矫正的精确性及可预测性获得了显著提高。

虽然 SMILE 手术具有比 FS-LASIK 手术更小的手术切口，减少了角膜神经损伤，避免了角膜瓣相关并发症的发生，并且最新的报道（2019 年）显示，该手术对接近 –10.00D 的超高度近视和远视矫正具有良好疗效，有望进一步扩大 SMILE 手术的可矫正屈光度范围，但是，就目前而言，SMILE 手术的个性化切削模式仍存在进一步开发和完善的空间。因此，在多种激光角膜屈光手术方式并存的当下，FS-LASIK 以其可靠的临床疗效、安全性和可预测性仍然被认为是目前激光角膜屈光手术领域的主流术式。

（5）飞秒激光小切口角膜基质透镜取出术开启激光板层角膜屈光手术的"小切口微创"时代

飞秒表示时间单位，1 飞秒 =10^{-15}s，飞秒激光角膜基质透镜取出术是指用单一飞秒激光，依据屈光度切削角膜基质制作基质透镜，并将制作好的透镜取出，通过改变角膜曲率，达到矫正屈光不正的目的。

1）从飞秒激光角膜基质透镜取出术到飞秒激光小切口角膜基质透镜取出术的过渡

飞秒激光角膜基质透镜取出术（FLEx）和飞秒激光小切口角膜基质透镜取出术（SMILE）的区别在于角膜切口的大小。从某种意义上说，FLEx 是 LASIK 和 SMILE 之间的过渡性手术，是 SMILE 学习曲线的一部分。

研究证明，FLEx 具有较好的安全性、可预测性和术后稳定性，其术后 6mm 直径区域引入的球差小于 FS-LASIK。然而，研究发现，FLEx 术后角膜知觉的恢复并不优于 FS-LASIK，有学者认为其原因和 FLEx 仍然存在较大范围角膜神经的切断有关。

FLEx 和 SMILE 的比较性研究表明，两组手术后的角膜中央知觉均降低，但术后各时间点 SMILE 组评分均显著高于 FLEx 组。同时，SMILE 组术后 1 周角膜荧光素染色评分较低，泪膜破裂时间（tear break-up time，TBUT）较长；与 FLEx 组相比，SMILE 组术后泪液中的炎症因子，如白介素 1α（interleukin 1 alpha，IL-1α）、神经生长因子（nerve growth factor，NGF）、转化生长因子 -β1（transforming growth factor-β1，TGF-β1）的浓度更低。该研究表明 SMILE 术后早期眼表修复状态优于 FLEx术，同时存在眼表炎症相关因子的低表达，体现了创伤愈合反应

SMILE 优于 FLEx。

Vestergaard 等（2014 年）首次比较了 FLEx 和 SMILE 矫正中高度近视的疗效。35 名患者被随机选择单眼接受 FLEx 术，对侧眼接受 SMILE 术，术前球镜度为 −6D ～ −10D，共有 34 名患者完成了 6 个月的随访。研究发现，术后 6 个月 97% 患者术后屈光度在目标屈光度的 ±1.00D 以内，FLEx 和 SMILE 具有相类似的术后视力、高阶像差的改变、泪膜参数和角膜生物力学变化，SMILE 术后角膜敏感性得到更好的保留并且角膜神经形态受影响较小。

FLEx 和 SMILE 的比较性研究存在不同的结论，Wang 等（2017 年）经 Meta 分析研究发现，尽管 SMILE 和 FLEx 在有效性、可预测性和角膜生物力学稳定性方面具有相类似性，但 FLEx 导致术后矫正视力下降超过 2 行的情况少于 SMILE 术，安全性方面似乎更好，分析其原因，考虑与 SMILE 手术的学习曲线有关。

作为 SMILE 手术的基础操作，FLEx 手术有助于术者掌握角膜基质透镜的制作和取出，是 LASIK 过渡到 SMILE 之间有益的一步。

2）飞秒激光小切口角膜基质透镜取出术临床相关的最新研究

在 2016 年和 2018 年我国飞秒激光小切口角膜基质透镜取出手术规范专家共识中，提出 SMILE 手术的适应人群首先需满足激光角膜屈光手术的年龄、屈光度稳定状态及心理要求，建议矫

正球镜度在 −1.00D ～ −10.00D，柱镜度≤ −5.00D，球镜与柱镜度数和≤ −10.00D 的屈光不正。经软件更新，SMILE 的适应屈光矫正范围有所扩大，具体设定是球镜为 −0.50 D ～ −10.00D，柱镜≤ −5.00D，等效球镜范围为 −0.75 D ～ −12.50D。由于飞秒激光对角膜的穿透性和角膜基质透镜制作的精确度要求，存在明显角膜斑翳等角膜混浊、边缘性角膜变性、角膜基质或内皮营养不良及其他角膜疾病的患者不建议选择 SMILE 手术。和所有的激光角膜屈光手术相同，圆锥角膜或者角膜扩张倾向是 SMILE 手术的绝对禁忌证。此外，2018 年颁布的专家共识将"未得到控制的甲状腺相关眼病"列为手术的相对禁忌证，同时进一步细化了部分手术并发症的定义及其处理方法，具有重要的临床指导作用。

如前所述，SMILE 作为单一飞秒激光完成的激光角膜屈光手术，目前主要用于矫正近视和近视散光，由于手术过程免除了角膜瓣的制作，因此，与角膜瓣制作相关的并发症，包括角膜瓣制作不良、角膜神经损伤、角膜生物力学损害及眼表损伤等得到相应的避免或减轻。

SMILE 手术步骤主要包括飞秒激光角膜基质透镜制作和透镜分离取出，与 FS-LASIK 相比，具有相对长的学习曲线，学习曲线的存在影响了屈光矫正的临床疗效，因此成为最初对该手术的关注点之一。初学者在最初的手术中会因此出现一定比例的术中并发症，如负压脱失、角膜切口撕裂、角膜瓣穿孔、角膜上皮损伤、OBL、黑斑、透镜取出困难及透镜残留等，影响术后的视力恢复和屈光矫正效果。其中透镜分离和完整取出最具挑战性，即使对于已有丰富角膜瓣制作经验的术者也是如此。有报道显示，随着术者经验的增加，并发症的发生率从最初50例的16%显著降低到之后50例的2%（1/50）。由此可见，从角膜瓣–LASIK到角膜帽–SMILE的学习曲线，绝大部分并发症发生在最初50例手术（有学者认为是最初100例），前期模拟练习、个性化手术参数的设置和合理的病例选择有助于学习曲线的安全度过。

近视及近视散光矫正选择FS-LASIK或SMILE手术方式，临床疗效是必不可少的评估指标之一。大量的文献报道了SMILE矫正不同屈光度术后的短期和长期疗效，支持SMILE是一种有效、稳定和安全的近视及近视散光的矫正方式。然而，多项研究指出，高度近视术后存在一定程度的屈光回退，可能和术后角膜上皮增生及高度近视进展有关。因此，研究建议，针对最初的屈光矫正效果进行相应的预矫屈光度调整从而补偿屈光回退十分必要，尤其对于高度近视。与FS-LASIK相比，Meta分析显示，两种手术方式术后最终SE在±1.0D以内，BCVA下降一行或以上，UDVA达到或超过1.0的比率均无统计学差异。然而，SMILE组术后3个月至2年屈光回退的程度显著低于FS-LASIK组，因此得出结论，SMILE经术后2年随访，显示了比FS-LASIK更优的临床疗效。

对激光角膜屈光手术而言，视力是临床评价术后视功能最常用的指标。然而，在暗光或者低对比敏感度环境下，视力并不能很好地反映真实的视功能，取而代之的应该是视觉质量的评价手段。在视觉质量的评估参数方面，波阵面像差始终备受关注，由于人眼并非完美球面，波阵面像差的存在对视觉质量的影响不可忽视。前文已对比了不同手术方式对波阵面像差的影响，SMILE手术作为一种单一飞秒激光完成的小切口角膜屈光手术，理论上可降低由于角膜瓣的制作所产生的术源性像差，多项临床研究对此进行了探讨。王雁等（2017年）研究发现，SMILE术后像差受预矫屈光度的影响较大，中低度近视术后仅垂直彗差显著增加，可能和12点位置的角膜小切口制作有关，水平彗差和球差均未增加，而高度近视术后球差显著增加，彗差则增加不明显。SMILE术后垂直彗差的增加可能与术中瞳孔中心定位有关，目前SMILE平台缺乏跟踪系统，因此，中心定位的偏移是术后彗差产生的原因之一。中度近视组术后球差是低度近视组的4.696倍，高度近视组术后球差是中度近视组的1.426倍，成为高度近视术后像差的主要来源，由于不同角膜厚度对角膜生物力学贡献的差异，SMILE术后的球差与基质透镜的厚度呈非线性关系。与FS-LASIK相比，SMILE显示了其小切口的优势，研究表明，术后3mm与6mm分析区内，SMILE组高阶像差显著低于FS-LASIK组。

角膜的透明性是其重要特征之一，不仅对视敏度，而且对角膜生物力学的维持均具有显著的意义，那么激光角膜屈光手术对角膜的切削是否会造成角膜透明性的改变？Poyales 等（2017 年）观察了 74 例 FS-LASIK、153 例 PRK 和 109 例 SMILE 术后角膜中央、旁中央及周边部光密度，比较不同手术对角膜光密度的影响。研究发现 3 种手术方式对角膜各区光密度均未产生显著性改变，提示术后角膜的透明性并未因激光手术对角膜组织的切削产生负面影响，并提出角膜光密度值可以作为术后长期随访的客观指标。

有学者认为，与其他激光角膜屈光手术相比，SMILE 术后早期视力恢复相对慢，可能和激光后角膜层间的光滑度有关，而调整激光扫描的能量水平或许会改善层间光滑度，从而提高 SMILE 术后早期的视力。Ji 等（2017 年）比较了低能量组（58 眼，能量为 100μm、105μm 和 110μm）和常规能量组（93 眼，能量为 115 nJ ～ 150nJ）术后的视力恢复情况。研究发现，低能量组术后 1 天和 1 周 UDVA 显著优于常规能量组，伴有术后相对低的高阶像差和较少的 OBL 产生，经相关分析，能量设置值是术后视力恢复的唯一影响因素。这为临床使用小于 115nJ 的飞秒能量的 SMILE 提供了理论基础，有助于术后早期达到更好视力。除能量因素外，Ma 等（2017 年）经分析发现，角膜厚度（central corneal thickness，CCT）和剩余基质厚度（residual stromal thickness，RST）与 OBL 的产生具有显著正相关性，但并不影响术后视力。

另一个影响 OBL 的因素是角膜曲率，研究表明，在角膜

1mm 和 2mm 直径范围内，曲率低的患者可能呈现和非球面化相关的轻度"欠矫"，加之低龄患者角膜重塑所存在的特殊性，因此，对于角膜曲率偏低、瞳孔偏大的年轻患者，为避免远期视力下降，在手术设计时可增加一定的 Nomogam 值，或者未来通过中央区 Q 值调整或高阶像差引导等个性化手术设计方案来进行改进。

对于 SMILE 手术后角膜层间的炎症，Mastropasqua 等（2017 年）研究表明，SMILE 手术所取出的角膜基质透镜存在一定程度的细胞凋亡，其程度与预矫屈光度无显著相关，角膜共聚焦显微镜下显示术后 1 周和 1 个月角膜层间呈现中等程度的高反光表现，提示术后角膜层间炎症反应的存在。然而，SMILE 作为小切口手术，与其他激光角膜屈光手术相比，角膜基质的炎症和凋亡程度是否存在差异，尚有待进一步研究。

作为一种激光角膜屈光手术，其原理仍然是通过角膜基质部分组织的去除，从而改变角膜曲率，达到矫正屈光不正的目的，因此，即使是 SMILE 手术，虽然免除了由于角膜瓣制作所造成的神经损伤，但角膜基质透镜产生的角膜神经缺失仍然不可避免。有研究提示，角膜神经的解剖修复需要 3 ～ 6 个月，而功能修复则需更长时间，与角膜神经损伤有关的角膜知觉和角膜营养等功能障碍同样需要长时间的修复。

对于术后干眼，多项研究结果表明 SMILE 优于 FS-LASIK，体现在 Schirmer 试验、TBUT、角膜敏感度和角膜神经再生等方面的优势，而薄角膜帽（100～110μm）对基底膜下角膜神经丛的影响大于厚角膜帽（135μm）SMILE 手术。

近年来对 SMILE 手术操作亦有所探索，为了更好地分离角膜基质透镜，部分学者尝试使用水化分离技术，认为水化分离简单、安全，术后早期视力恢复快，尤其对于角膜帽和基质透镜粘连紧密、薄基质透镜的患者和缺乏经验的医生。具体方法是在透镜制作和分离后，采用 27G 冲洗套管在透镜下层注入平衡盐溶液，利用水压将完全分离的透镜从角膜切口处冲洗而出，从而将传统的用镊子取出透镜和之后的冲洗合并为一步，确保透镜完全分离和移除，不失为完善 SMILE 手术技术的有益探索。

SMILE 手术在角膜混浊患者中治疗的可行性近年也被尝试，Zhang 等评估了 9 名角膜混浊患者 SMILE 术后随访 1 个月的疗效，显示了满意的矫正安全性和有效性，所有患者术中均未出现黑斑、OBL 或其他并发症，术后角膜地形图形态正常。角膜混浊所在位置的平均术前深度为（152±38）μm（范围：86～217μm），术后 1 个月（$P < 0.01$）为（117±28）μm（范围：86～189μm）。术前和术后 1 个月角膜混浊最大密度有细微区别，但无统计学差异，前者为（48.5±20.7）μm（范围：20.4～85.8μm），后者为（49.8±26.7）μm（范围：19.8～82.5μm）。因而，在该研究范围内，角膜混浊患者 SMILE 手术可获得满意的术后疗效，长期观察仍然必要。然而，作为单一飞秒激光完成的屈光矫正手术，角膜混浊需进行完善的术前预

判，尤其是位于透镜范围内的角膜云翳和斑翳，以免影响激光穿透而影响矫正效果。

3）飞秒激光小切口角膜基质透镜取出术后的补矫策略

SMILE 作为小切口激光矫正手术，其术后的补矫是影响医患双方选择该手术方式的考虑因素之一，就目前技术而言，补矫需通过准分子激光切削完成。SMILE 术后补矫有多种方式可供手术医生选择，其中激光表层角膜屈光手术相对简便易行，包括 PRK、LASEK 和 TransPRK，多项研究显示了其安全性和有效性。由于初次手术后可能造成角膜上皮增厚，TransPRK 的参数设置需有所调整，然而采用激光表层角膜屈光手术进行补矫的具体参数设计必须考虑到初次 SMILE 所设定的角膜帽厚度和需补充矫正的屈光度。当角膜帽较薄（100 ~ 110μm）而补矫屈光度较高时，采用激光表层角膜屈光手术并不适合，此时需将角膜帽切开（通常使用飞秒激光）制作角膜瓣，但是由于初次 SMILE 的光区往往较小，因此补矫需要注意调整光区，也可以采用 VisuMax 激光平台的"Circle"软件，制作超过原光区大小的角膜瓣，从而达到足够的光区要求。当角膜帽较厚时，可以通过薄角膜瓣 FS-LASIK 完成再次手术，这一操作的局限性在于，新制作的角膜瓣与原角膜帽在位置上需要足够的厚度差，从而避免错层分离和基质碎片产生的可能。因此，不论是采用激光表层角膜屈光手术还是制作角膜瓣的手术方式，术前建议进行精确的角膜上皮层厚度及角膜帽厚度的测量。此外，近期 Donate 等尝试在原 SMILE 手术层面下再次采用 SMILE 手术完成加强矫正，其参数设计需更加精确。

4）飞秒激光小切口角膜基质透镜取出术的术前验光要点

对于任一种激光角膜屈光手术而言，术前验光都是重要环节和决定手术成功的关键因素，SMILE 手术亦不例外。为避免术前不精准验光对手术设计造成偏差，对 SMILE 术前验光进行规范化十分必要，就此，国内 SMILE 手术专家在 2017 年草拟了飞秒激光小切口角膜基质透镜取出术（SMILE）验光共识白皮书，内容摘录如下：

SMILE 手术的验光过程分为 3 阶段：分别是初始阶段、精确阶段和终结阶段。初始阶段主要收集患者眼部屈光状态的基本资料，包括病史、角膜地形图、检影或电脑验光、原有镜片的镜度计测量、波阵面像差的验光结果等。精确阶段主要对初始阶段获得的资料进行检验，强调患者对验光细微变化的主观反应，应用综合验光仪进行检查。终结阶段需要进行双眼平衡和试镜架测试。主觉验光的流程包括：初次单眼 MPMVA（最佳矫正视力时最大正镜）、初次单眼红绿平衡、交叉圆柱镜确定柱镜的轴向和度数、再次单眼 MPMVA、双眼平衡、双眼 MPMVA。对于 40 岁及以上患者，建议增加老视验光步骤，进行融合交叉柱镜、负相对性调节和正相对性调节的测定等检查。为获得更加精确且稳定的验光结果，在验光时，如自然瞳孔综合验光仪验光和散瞳电脑验光 / 检影验光结果相差大于或等于 0.50D，应进行散瞳综合验光仪验光，若散瞳综合验光仪验光和自然瞳孔综合验光仪验光结果相差仍然大于或等于 0.50D，则进行术前自然瞳孔综合验光仪复验，以保证精准测量。除此之外，还需进行主视眼检查和必要的双眼视功能检查。

5）目前飞秒激光小切口角膜基质透镜取出术的局限性

经过多年临床应用，SMILE 手术的优势显而易见，重点在于其小切口微创的手术理念。然而，SMILE 手术的局限性仍然存在，包括中心定位、术中角膜基质透镜相关并发症和术后视觉质量相关并发症等。更为重要的是，虽然目前研究认为 SMILE 对角膜生物力学影响较 FS-LASIK 小，但是术后角膜扩张的风险仍然存在。

中心定位是 SMILE 手术中医患双方所担忧的局限性之一，目前的 SMILE 手术平台缺乏主动的眼球跟踪系统，中心定位依赖于手动定位和患者的依从性，有可能存在偏差，可用于定位的标志点可以是瞳孔中心、角膜顶点和固视反光点。有学者认为，角膜顶点轻微偏位对术后疗效不产生显著影响，然而，透镜中心越靠近角膜顶点，则术后的屈光状态越理想。瞳孔中心定位目前被广泛使用，然而，随瞳孔直径的变化，瞳孔中心发生改变，理论上可对疗效产生影响。Kappa 角是指瞳孔轴和视轴的夹角，同样是影响疗效的因素之一。Wong 等（2017 年）研究回顾了 164 例 SMILE 手术眼，通过观察术中视频截图，分析术中瞳孔中心偏位（瞳孔中心和术中绿色固视光点的距离）和 kappa 截距（从术前角膜地形图获得）对视力的影响。分析结果显示，3 组瞳孔中心偏位（＜ 0.1mm、0.1 ～ 0.2mm 和＞ 0.2mm）与屈光矫正的疗效、安全性和可预测性均无显著相关性；分析 kappa 截距（＜ 0.2mm、≥ 0.2mm 且＜ 0.4mm，≥ 0.4 且＜ 0.6mm 和≥ 0.6mm）的 4 组数据时，发现 kappa 截距≥ 0.4 且＜ 0.6mm 组的手术疗效优于其他组。该研究认为，瞳孔中心偏位在 0.13mm 之内不会导致术后视觉效果下降，kappa 截距偏位大于 0.6mm 将会影响术后疗效，对于存在较大 kappa 角截距（＞ 0.6mm）的患者，可在术中调整透镜中心至 kappa 截距（0.4 ～ 0.6）mm，而非接近瞳孔中心，有助于获得更好的术后视力。中心定位对于远视和散光的矫正同样存在挑战，虽然目前研究结果显示远视及散光 SMILE 的中心定位可与眼球跟踪辅助下的远视矫正相类似，但仍需长期观察和建立更有效的中心定位策略。

目前大量研究证实，SMILE 手术是安全、有效、可预测性高的激光角膜屈光手术方式，但术中术后的并发症仍然存在。Ivarsen 等随访 1800 例 SMILE 术的统计数据证实，少数患者在术中会并发负压吸引脱失、角膜上皮擦伤、角膜切口撕裂、角膜基质透镜取出困难、角膜帽穿孔和严重撕裂。术后并发症包括轻微 haze、干眼和眩光、角膜基质透镜偏心等所造成的视觉质量相关并发症。除此之外，Desautels 等（2017 年）报道了 1 例 SMILE 术后短期光敏综合征病例，同年 Li 等报道了 1 例 SMILE 术后 4 年迟发性弥漫性板层角膜炎（diffuse lamellar karatitis,

DLK）的病例，对以上两例患者，局部糖皮质激素治疗均有良好疗效，该病例提示 SMILE 作为角膜激光手术，存在发生某些与激光相关的角膜基质炎症反应的可能，一些风险是目前尚未意识到的。

对于散光的矫正，SMILE 手术存在提升空间。目前的证据还不支持用 SMILE 治疗混合性散光，因为缺乏确切的公开数据证明该术式在这类屈光不正上的疗效和安全性。Pedersen 等观察了 101 例近视散光眼 SMILE 术后 1 年的临床疗效，研究显示，术前等效球镜度平均值为（−6.78±1.90）D，术后为（1.81±1.00）D。术后 12 个月时，散光欠矫率约为 11%。70% 和 94% 的患者术后散光分别小于 0.50D 和 1.00D，49% 的患者获得的 UDVA 等于或优于术前矫正远视力（corrected distance visual acuity, CDVA），术前散光值越大，散光轴误差和欠矫率则越高。

研究表明，SMILE 手术在治疗散光时可能出现与预矫散光度呈正相关性的欠矫及轻度逆时针轴误差。在不同程度近视散光患者的矫正效果比较中，FS-LASIK 较 SMILE 更显优势。而 SMILE 和 LASEK 相比，对于低度散光（< −1D），LASEK 的疗效明显优于 SMILE；对于中度散光（−1D ～ −2D），LASEK 的疗效显示比 SMILE 略好的结果，但无显著差异；对于高度散光（> −2D），LASEK 的残存屈光度和散光显著高于 SMILE 手术。目前 SMILE 手术平台缺乏自动中心定位和眼球旋转补偿，假使这一技术局限得到突破，SMILE 治疗散光的效果将有重大改进。

　　激光角膜屈光手术后角膜扩张，仍然是目前最受关注的并发症，SMILE 手术虽然免除了角膜瓣的制作，对角膜生物力学影响较小，然而，据不完全统计（回顾 2011—2018 年 SMILE 相关文献），到目前为止，在全球约 75 万眼 SMILE 术后，4 例患者（7 眼）被报道发生术后角膜扩张，低于 LASIK 术后发生角膜扩张的比率（0.04% ～ 0.6%）。目前 SMILE 在临床应用不足 10 年，缺乏远期证据，因此不可忽视。回顾 4 例发生角膜扩张的病例，3 例双眼发病，1 例单眼发病，年龄（19 ～ 33）岁，术前角膜厚度（481 ～ 559）μm，术前等效球镜（-2.5 ～ -7）D，其中 2 例患者术前双眼存在亚临床圆锥，1 例患者术前单眼诊断圆锥角膜，1 例患者术前双眼检查正常。通常认为，前部 40% 角膜基质的抗张强度显著高于后部 60% 角膜基质，SMILE 手术没有角膜瓣的制作，保留了生物力学较强的角膜前部基质，对角膜生物力学的影响比较小。虽然如此，对于 SMILE 手术切削安全厚度目前尚无定论，部分学者认为组织改变比（percent tissue altered，PTA）的安全线为 40%，但是从这几例角膜扩张来看，只有 2 眼 PTA 超过 40%，其余均低于 40%，因此，作者认为 PTA 保留 40% 并不安全。此外，7 眼角膜扩张患者的剩余角膜基质均高于 280μm，因此，对某些患者而言，剩余 280μm 同样不安全。从上述病例分析，SMILE 术前角膜地形图和切削比的评估十分必要，有利于避免术后角膜扩张的发生。除此之外，Shetty R 等（2019 年）

研究提示，SMILE 术后角膜扩张与某些角膜胶原代谢相关蛋白存在关联，术前检测可能有助于发现具有术后角膜扩张风险的患者。目前 SMILE 手术对角膜生物力学稳定性的影响因素尚未完全确定，因此，术前检查和评估仍然不可忽视。

个性化激光消融技术在角膜屈光手术中的应用

激光角膜屈光手术的发展取决于理念的更新和设备的完善，其中，个性化激光消融技术的实现是整个角膜屈光手术史的重要篇章。个性化激光角膜屈光手术，主要指角膜地形图引导、波阵面像差引导、Q 值调整、Kappa 角调整及术中基于体位变化所完成的旋转补偿等个性化准分子激光角膜屈光手术方案，旨在通过降低术后像差、改善角膜规则性，从而提高患者的视觉质量。

6. 角膜地形图引导的个性化激光角膜屈光手术

2018 年中华医学会眼科学分会眼视光学组发布了中国角膜地形图引导个性化切削术（topography guided customized ablation，TOGCA）专家共识，对这一技术进行了最新诠释。TOGCA 聚焦于占全眼 3/4 以上屈光力的角膜组织，角膜地形图相关设备所采集的角膜形态图像经计算机处理后，精确地显示任一点角膜曲率，为准确的个性化激光消融提供可能，手术的最终实施需要准分子激光平台和相匹配的角膜地形图仪共同完成。

（1）适应证和禁忌证

专家共识指出，TOGCA 适用于：①对于以矫正屈光不正为首要目的、角膜形态相对规则的病例，建议矫正屈光度范围：近视度 ≤ -9.00D，散光度 ≤ 6.00D，远视度 ≤ +6.00D；②对于不以矫正屈光度为主要目的的特殊患者，如角膜屈光手术后、角膜移植等手术后、角膜外伤或角膜疾病导致的瘢痕愈合形成严重角膜不规则散光；③早期或疑似圆锥角膜、角膜屈光术后角膜膨隆，须联合角膜胶原交联（collagen cross-linking，CXL）治疗。同时，患者角膜地形图的检查结果，除检测时其他客观因素影响外，需满足可信性、重复性好的条件。

共识推荐：屈光度超过适应证范围，角膜地形图检查结果不可信、重复性差，不能获得良好的术中眼球跟踪定位及预计 LASIK 术后角膜最薄点厚度角膜瓣下不足 250μm、表层术后不足 360μm 的病例为禁忌证。

（2）疗效和优势

国内外大量文献证实，TOGCA 使角膜前表面趋于平滑、规则，在达到同等安全性和有效性的基础上，有效降低术后球差和总高阶像差，减少眩光和夜间视力下降等视觉质量相关并发症的发生率，对于存在角膜瘢痕、角膜光学区偏心、角膜中央岛等病例，角膜地形图引导的个性化准分子激光消融术后视力和视觉质量得到显著改善。在圆锥角膜的治疗中，Kontadakis 等（2016 年）比较了 30 例 CXL 联合角膜地形图引导的 PRK 和 30 例单纯 CXL 治疗渐进性圆锥角膜的术后 3 年临床疗效，数据表明两者术后角膜形态的稳定性相似，而前者的视力改善更显著。Kanellopoulos 等（2017 年）对比了单纯以屈光矫正为目的的 TOGCA 和 SMILE 手术的临床疗效，结果表明，角膜地形引导的 LASIK 术在术后主观症状和视力、视觉质量等客观检查指标上更具优势。

(3) 争议和不足

到目前为止，角膜地形图引导的个性化激光角膜屈光手术显示了其优势，尤其对于角膜不规则病例，综合目前专家观点，这一技术存在缺陷。①手术设计上尚未充分考虑到角膜上皮－基质界面重塑对屈光矫正的影响。角膜上皮重塑是屈光回退的危险因素之一，在曾经损伤或手术的眼表，其不可预测性更大。②角膜地形图引导的激光屈光手术旨在通过纠正角膜前表面的不规则性，从而达到屈光矫正的疗效，但对角膜基质、角膜后表面不规则、瞳孔因素及其他屈光介质所存在的像差等造成的视觉质量损害并未改善，因此无法获得完美的视觉质量。③角膜地形图引导手术虽然在一定程度上改善了角膜瘢痕区的角膜形态，然而并不能完全消除角膜混浊，尤其是位于角膜光学区的混浊所损害的视觉质量。④正常角膜组织和瘢痕组织的切削特性存在差异，如果使用相等的激光能量，可能进一步诱发角膜不规则散光。此外，如果患者不能在术中进行良好配合以保证准确眼球追踪定位，或者角膜厚度不足，均无法采用角膜地形图引导的个性化治疗方案。

为避免客观因素的影响，在术前检查时应避免压迫眼球，保证泪膜完整，必要时使用人工泪液，避免使用影响瞳孔的药物。角膜图像的采集推荐在术前24小时内完成，同时保证图像的准确性和可重复性。在观察角膜前表面基础上综合分析角膜后表面参数，达到更精准的术前评估。术中注意尽快完成眼球定位跟踪，尽量消除人为、体位等外在因素对追踪定位的干扰，密切观察，随时调整。

7. 波阵面像差引导的个性化激光角膜屈光手术

人眼像差分为低阶像差和高阶像差，前者指近视、远视和散光；后者包括球差、彗差、三叶草、四叶草等。传统的准分子激光角膜屈光手术目的为矫正近视、远视和散光，即低阶像差，术后有些患者白天裸眼视力正常，但存在夜间眩光、光晕、暗视力下降等视觉症状，主要原因和术中高阶像差未得到矫正或手术引入新的高阶像差有关。因此，波阵面像差引导的个性化角膜屈光手术方案10余年来始终备受关注，目的为改善术后像差，提高视觉质量，由此促进了多种相关设备平台的出现。目前中国尚在起草波阵面像差引导的个性化切削术（wavefront aberration guided customized ablation，WAGCA）共识，因此，综合相关国内外文献对此做出初步阐述。

（1）适应证

接受 WAGCA 的患者需要在满足激光角膜屈光手术适应证的前提下存在以下条件：①自愿且需要改善暗视力不佳等相关视觉问题的人群，或因工作等需求对夜间视觉质量要求高的人群；②术前存在显著高阶像差，有可能影响术后的视觉质量；③初次屈光矫正手术效果不理想，引入医源性高阶像差，产生显著的球差与彗差，出现不规则散光等影响视觉质量；④波阵面像差测量数据准确、重复性好。在知情并同意手术风险和效果的情况下，可设计 WAGCA 方案实施手术。对于 WAGCA 的屈光度范围暂时没有统一的限制，低度和中高度手术均有文献报道。

（2）疗效和优势

波阵面像差引导的个性化角膜屈光手术方案，是基于眼球整体或者角膜前表面的像差，期望通过改变角膜形态减少高阶像差，从而获得清晰的视网膜成像。

该技术目前有波阵面像差引导（wavefront-guided，WFG）和波阵面像差优化（wavefront-optimized，WFO）两种模式。WFG 个性化激光消融模式的设立基于术前的像差测量；WFO 个性化激光消融模式的设立则是计算切削区周边激光脉冲的入射角，根据角膜曲率在切削角膜中央时对周边角膜进行激光脉冲的能量补偿，从而达到非球面切削，减少术后球差的引入。大量临床研究证明，WFO LASIK 的视觉质量显著优于非波阵面像差引导的常规LASIK，尤其在散光矫正的可预测性方面。Toy 等（2016年）研究显示 WFG LASIK 和 WFO LASIK 术后疗效无明显差异，但是 WFG 模式在散光的矫正方面可预测性略高。Khalifa 等（2017年）得出相似的结论，与 WFO LASIK 相比，WFG LASIK 对散光的矫正具有更高的可预测性，术后 HOA 得到更有效的控制。

在此基础上，Yu 等比较使用 Allegretto Wave Eye-Q 系统（小光斑扫描）和 Visx Star CustomVue S4（可变光斑扫描）两种不同准分子激光平台完成波阵面像差引导的 LASIK 手术，术后 1 年临床结果分析显示，采用两种激光平台矫正近视均具有满意的安全性和有效性，小光斑扫描激光设备比可变光斑扫描激光设备具有更优的可预测性，术后 HOA 更低，因此视觉质量更佳。新设备的使用使 WAGCA 的术后疗效得到进一步改善，如高分辨率像差仪、虹膜定位、眼球跟踪技术的改进，使 WAGCA 手术过程的中心定位、眼球旋转补偿更为精确，对位误差大幅度减小。

（3）争议和不足

①术前高阶像差测量的精准度对手术影响较大，仪器的稳定性、临床医生的经验、患者年龄、眼部结构个体差异和不同程度的调节功能等因素都将导致测量结果的偏差，需多次测量达到结果一致，从而尽可能避免术前像差检测不准确对术后视觉质量的影响。②就目前研究而言，人眼像差的各种组分在视觉质量的体现中所承担的作用并不确定，部分高阶像差，如垂直彗差，对视

觉质量存在有益的贡献，因此，手术去除垂直彗差对视觉质量的影响有待商榷，手术矫正高阶像差的同时也会对低阶像差的矫正带来影响，从而降低手术精确性。③由于术前像差检测体位和手术体位的不同，术中所存在的瞳孔中心偏移和眼球旋转势必对手术方案的实施造成影响，有赖于虹膜定位等术中调整技术的进一步完善。④全眼波阵面像差不仅来源于角膜，还包括眼内组织，因此，以角膜为靶点的全眼像差矫正是否合理，仍有待进一步研究。

8.Q 值调整的个性化激光角膜屈光手术

"Q 值"是几何物理光学名词，反映角膜中央 30°范围内角膜屈光力分布的非球面特性，具有个性化特征。中央屈光力与周边等同时 Q 值为 0，角膜呈现正球面形态；中央屈光力低而周边高时 Q 值为正值，角膜呈纵椭球面形态；中央屈光力高而周边低时 Q 值为负值，角膜呈横椭球面形态。人眼的角膜在自然情况下并非正球面形态，而是表现为中央陡、周边相对扁平的横椭圆非球面形态，用于减少球面像差，达到更清晰的成像。传统的激光角膜屈光手术后，由于矫正近视及散光导致角膜中央平坦化，改变了自然的横椭圆非球面形态，使 Q 值趋于正值化，术后高阶像差（主要是球差）增加，造成暗视力下降、眩光、对比敏感度异常等视觉质量相关问题。随着对这一现象的认识和现代科技的发展，Q 值调整成为激光角膜屈光手术追求更佳视觉质量的关注点之一。

（1）疗效和优势

为达到理想的术后视觉质量，多数学者认为屈光手术后角膜的 Q 值应尽量接近正常 Q 值，减小术后导入的球差，维持角膜生理性的非球面特性。相关临床研究显示，与常规不进行 Q 值调整的个性化激光角膜屈光手术相比，Q 值调整后的个性化激光角膜屈光手术后球差较低，视觉质量更好，最长观察时间为术后 3 年，体现了 Q 值调整在激光角膜屈光手术中的优势。

（2）争议和不足

目前尚无中国人正常角膜 Q 值的共识，沈政伟等报道 39 只正常中国人眼角膜 Q 值为 -0.28 ± 0.09，与屈光度无显著相关性，对于手术中理想 Q 值的设定需要体现个性化特征，但对此目前尚无共识。具体的 Q 值调整个性化切削存在多种方式，部分学者把术后目标 Q 值设定为 -0.2 或 -0.4，部分学者则根据术前 Q 值进行术后目标 Q 值设定，虽然达到一定的减少术后球差的效果，但需进一步规范化和精确化。

临床意义上的 Q 值调整除了前述的以常规屈光矫正为目的的激光角膜屈光手术之外，另一项重要应用是在老视的改善方面。正常人眼分主导眼和非主导眼，针对老视矫正较早的尝试是设计主导眼看远，而非主导眼欠矫 $-0.75D \sim -2.00D$ 用于看近，即单眼视矫正方案，然而由于术后双眼物像清晰度差距大，患者往往不能接受。Q 值调整为老视单眼视方案提供了新的平台，通过输入目标负 Q 值，使术后角膜保持中央区相对周边更凸的横椭圆非球面形态，通过增加焦深，减少术后单眼视的物像差距，取得了一定的临床疗效。由于目前正常 Q 值尚未确立，设定术后目标 Q 值的大小仍需深入研究。

因此，如何设置最佳 Q 值来保留角膜表面非球面状态、Q 值调整的个性化激光角膜屈光手术的具体适应证是什么等问题仍有待进一步探讨。需要注意的是，Q 值检测结果易受生理因素和外部因素的影响（如泪膜、角膜地形图测量偏位等），此外，不同仪器的不同计算方法也给数据的整合带来了一定困难。对于角膜不规则的患者，Q 值调整的个性化激光角膜屈光手术并不是最佳选择，因为设置的目标 Q 值固定，无法考虑到角膜各点曲率不同的细节，且对于近视人群越负的目标 Q 值意味着切削更多的角膜组织。术中宜同时结合 Kappa 角调整切削中心，以最大限度减少彗差，因而手术应该在维持角膜横椭圆非球面形态的基础上注意整体权衡。

9. Kappa 角调整的个性化激光角膜屈光手术

Kappa 角是瞳孔轴与视轴的夹角。用点光源照射角膜，角膜反光点位于瞳孔正中央，即表示瞳孔轴与视轴重合，此时 Kappa 角 =0°。大部分人具有正 Kappa 角，一般视为正常的生理现象，而超过一定范围的正 Kappa 角给人以轻度外斜视、负 Kappa 角给人以内斜视的印象。目前的研究普遍认为，偏心消融是彗差形成的主要原因，忽视眼球 Kappa 角的存在，以常规瞳孔为中心进行的激光切削势必影响术后的视觉质量，较为常见的是术后切削中心呈鼻上方偏移，导致散光和彗差的产生。

（1）适应证

如患者术前存在较大的 Kappa 角，则应在术中通过改变切削中心进行 Kappa 角补偿，这一点适用于所有激光角膜屈光手术，否则将导致偏中心切削，术后视物模糊、眩光、重影、单眼复视和扭曲等视觉质量相关并发症的发生。多数学者认为视轴与角膜的交点接近视轴的角膜反光点和角膜顶点，因此，目前有两种方式可针对术前 Kappa 角进行切削中心的调整。一种方法是激光开始前嘱患者直视光点，把入射光在角膜的反光点视为视轴与角膜交点，并将切削中心移至该点；另一种方法是根据术前角膜地形图上瞳孔与角膜顶点的距离（offset 值），将该值输入激光平台，进行 Kappa 角调整。有学者认为，若 Kappa 角 > 5°，或者 offset 值超过 0.25mm，则需 Kappa 角补偿，对此尚无定论。

（2）疗效和优势

自 2004 年开始，即有学者关注调整 Kappa 角对屈光手术的作用，普遍的结论是 Kappa 角调整的个性化激光角膜屈光手术可提高屈光矫正的疗效，由于远视患者中 Kappa 角通常较大（offset 值可高达 0.55mm），因此认为在远视患者的激光角膜屈光手术中加入对 Kappa 角的调整更有意义。在近视的矫正中，研究表明当 Kappa 角 < 5° 时，可采用常规瞳孔中心切削，而 Kappa 角 > 5°

时，则应进行 Kappa 角的调整，以同视轴角膜反光点为切削中心，有助于减少术后眩光、重影、单眼复视等发生率，从而达到更好的视觉质量。

（3）争议和不足

将瞳孔轴与视轴的夹角视为 Kappa 角本身即为一种近似的测量方法，实际的 Kappa 角表示光轴与视轴的夹角，只有当眼的角膜、晶状体、瞳孔均规则且对称时，瞳孔轴才与实际光轴重合，而视轴的定位点在眼的内部，测量难度大，因而最终临床测量时记录的是角膜映光点与点光源的连线和瞳孔轴之间的夹角。术前 Kappa 角的测量必然存在误差，且 Kappa 角与年龄、体位、设备、明暗环境等因素有关，因而其测量的精准性和一致性是需要关注的问题。

Qi 等（2017 年）回顾性分析了接受 LASIK 手术的 215 例患者（包括 113 名男性和 102 名女性，395 眼），术前近视度数在 −12.00D 以内，散光度在 −4.00D 以内，将其分为低度、中度和高度近视 3 组，观察患者坐位和仰卧位 Kappa 角的变化。结果显示：坐位时发现仅 233 眼（56.5%）存在正 Kappa 角，仰卧位则多数患者（86.8%）呈现正向 Kappa 角；坐位时双眼 Kappa 角对称，而仰卧位时右眼的正 Kappa 角比左眼明显增加，可能与先进行右眼手术，患者由于紧张造成右眼球旋转更显著有关；坐位或者仰卧位时，3 组患者 Kappa 角的水平位移无显著性差异，仰卧位时 3 组的 Kappa 角垂直位移差异显著；当患者从坐位改为仰卧位，kappa角的水平位移增加，而垂直位移减少；坐位和仰卧位之间Kappa角的水平位移和垂直位移差异显著，二者呈正相关；坐位和仰卧位kappa角的垂直位移与近视度呈负相关。对Kappa角在不同体位变化模式的研究，将有助于术中调整Kappa角，对于减少术后眩光和光晕等并发症具有重要意义，然而目前对此仍然了解不足。

如前所述，Kappa角调整适用于所有激光角膜屈光手术，目前大部分准分子激光设备可根据offset值和角膜反光点进行针对Kappa角的跟踪矫正，而SMILE手术中无眼球跟踪系统，所以对kappa角的调整需要临床医生通过术前检查，术中人为调整透镜位置，使其中心与角膜顶点重合，势必存在误差，精确的调整有赖于软件和设备的更新完善。

个性化手术设计是激光角膜屈光手术不可或缺的理念，其实施将推动这一领域不断前行，它将激光角膜屈光手术从传统的关注更好的术后视力变为关注更好的术后视觉质量。然而，目前的个性化手术设计在具体执行上尚存在不确定因素，而且存在不能同时综合处理多个问题的缺陷，其进一步完善有待临床研究和软件开发人员的共同努力。

角膜胶原交联术与激光角膜屈光手术的联合应用进展

　　眼球内的胶原纤维意义重大，参与维持眼球形态、韧性及屈光系统的构建等，胶原纤维数量和质量的改变将影响眼球的生物力学特性。角膜富含胶原，其所含有的Ⅰ型、Ⅲ型、Ⅳ型、Ⅴ型和Ⅵ型胶原共同维护角膜的生物力学，临床所见的角膜膨隆性病变的主要致病因素和首要病理改变，即为角膜胶原形态和构成的改变所导致的角膜生物力学不稳定状态，包括圆锥角膜、透明性边缘性角膜变性及激光角膜屈光术后的角膜扩张等。圆锥角膜是常见的角膜膨隆性病变，世界范围内患病率为0.5‰～2.3‰，而激光角膜屈光术后的角膜扩张则是角膜屈光手术后最严重的并发症之一，在 LASIK 术后的发病率国外文献报道为 0.04%～0.6%，随着术前筛查的完善和手术设计的改良，虽然少见，却仍有报道。

角膜膨隆性病变的治疗包括光学矫正法和角膜形态重塑法，前者通过佩戴软性或硬性角膜接触镜来矫正由于角膜不规则膨隆所造成的散光，但并不能从根本上改善角膜胶原的薄弱状态；后者主要是手术治疗，包括角膜基质环植入术、板层或穿透性角膜移植术、胶原交联术（collagen cross-linking，CXL）等。其中胶原交联术通过提高胶原纤维的张力和稳定性，旨在终止由于角膜胶原成分和分布改变所造成的进行性膨隆状态，近年来备受关注。

CXL 的原理是使胶原分子内部及胶原分子之间发生共价键结合，包括采用戊二醛（glutaraldehyde，GTA）、甘油醛（glyceraldehyde）、京尼平（genipin）等交联剂进行的化学交联法，和以紫外线 – 核黄素胶原交联术（collagen cross-linking with UVA and riboflavin）作为代表的物理交联法。紫外线 – 核黄素胶原交联的基本原理是利用紫外线 A（UVA）照射仪照射已由光敏剂（核黄素）浸润的角膜，在 370nm 波长紫外光作用下，核黄素被激发到三线态，产生活性氧簇（reactive oxygen species，ROS），ROS 诱导胶原纤维的氨基（团）之间发生化学交联反应（Ⅱ型光化学反应），从而增加了胶原纤维的机械强度和抵抗蛋白酶消化的能力，与化学交联法相比，对角膜透明性的干扰较少。

紫外线 – 核黄素 CXL 自出现以来，基础和临床研究都显示这种新技术在加固角膜硬度方面的作用。基础研究方面，Wollensak 等于 2003 年首次对经核黄素 – 紫外线 A 照射后的人角膜应力－应变关系进行测量，发现照射后角膜应力上升328.9%；动物实验进一步从形态学上证实胶原交联可提高角膜的机械强度。更有利的结果是核黄素－紫外线 A 照射增加角膜硬度的效应具有深度依赖性，65% ～ 70% 的紫外线 A 被前部200μm 角膜吸收，因此，对深部组织，如角膜内皮并不产生显著影响，同时照射后的猪角膜对酶降解的耐受性明显增加，从而提高了角膜生物力学的稳定性。临床研究方面，自 2003 年首次将紫外线－核黄素 CXL 应用于临床治疗中晚期圆锥角膜，经（23.2±12.9）个月随访，显示该方法可阻止中晚期圆锥角膜的进展，以及无持续性角膜上皮缺损或角膜瘢痕形成等并发症发生。之后的国内外报道均显示紫外线－核黄素胶原交联术在角膜膨隆性病变，包括进展期圆锥角膜及 LASIK 术后角膜扩张等病变治疗中的有效性和安全性，最长观察时间达 6 年，在角膜上皮的去留及照射剂量等方面都进行了积极的探索。

10. 角膜胶原交联术在激光角膜屈光手术中的临床应用现状

激光角膜屈光手术自应用以来，其安全性、有效性和可预测性使其成为手术矫正屈光不正的主要方式。术源性角膜扩张和屈光回退尚未完全避免，尤其在对于高度屈光不正的矫正中。考虑到术源性角膜扩张和屈光回退的原因均为角膜稳定性的下降，CXL 有望通过增加角膜生物力学强度，从而达到预防和治疗术后角膜扩张、降低屈光回退风险的有效技术。因此，CXL 在激光角膜屈光手术中的应用成为近年来关注的热点之一。

由于角膜上皮的屏障作用，大分子的核黄素不能透过，角膜基质内胶原交联反应很难完成。因此，最初的紫外线 – 核黄素 CXL 需将角膜表面麻醉后去除角膜中央 7 ～ 9mm 范围角膜上皮。但是，角膜上皮的去除将产生术后上皮愈合延迟，增加角膜感染及瘢痕形成的风险。因此，之后在操作方式上进行了多种尝试，包括在胶原交联之前采用地卡因、苯扎氯胺等药物松解角膜上皮屏障，从而完成经上皮的紫外线 – 核黄素 CXL；尝试采用飞秒激光制作角膜基质口袋式腔隙，即飞秒激光介导的胶原交联术（femtosecond laser-assisted collagen cross-linking，FS-CXL）；在激光角膜屈光手术眼的角膜瓣下直接实现核黄素的角膜基质内浸润，从而完成紫外线 – 核黄素 CXL，达到加固角膜基质，增加角膜生物力学稳定性的目的。

经过搜索了近年来关于 CXL 在激光角膜屈光手术中的临床应用文献，主要包括两类，一类是采用 CXL 治疗激光角膜屈光术后的角膜扩张性病变；另一类是为降低激光角膜屈光术后的角膜扩张风险，在首次屈光手术时预防性联合使用 CXL，就目前研究结果均取得满意的疗效。

对于采用 CXL 治疗激光角膜屈光术后的角膜扩张性病变的研究，美国在 2017 年发表了一项多中心、前瞻性、随机对照的三期临床研究结果。该研究纳入了 179 例激光角膜屈光术后角膜扩张的患者，随机分为治疗组（紫外线－核黄素 CXL，去除角膜上皮）和对照组（仅用核黄素，不进行紫外线照射，保留角膜上皮），随访时间为术前及术后 1 个月、3 个月、6 个月和 12 个月。这一多中心研究结果表明，治疗组术后 1 年的最大角膜曲率降低 0.7D，而对照组角膜曲率仍持续进展（增加 0.6D），二者具有统计学差异。作为体现角膜扩张的重要指标，最大角膜曲率的显著下降证明紫外线－核黄素 CXL 有助于控制激光角膜屈光术后的角膜扩张；角膜曲率的下降伴随着视功能的改善，疗效发生的时间从术后 1 个月开始。安全性方面，体现 CXL 效应的角膜基质混浊（haze）和交联线的存在是最常见的术后并发症，haze 在术后 1 个月达到高峰，3 个月为平台期，术后 9 个月恢复至术前状态。和其他研究结果相似，治疗组和对照组均无角膜内皮损伤及功能衰竭的表现。因此，该研究认为，CXL 用于治疗激光角膜屈光术后角膜扩张是安全而有效的。

针对 CXL 治疗激光角膜屈光术后的角膜扩张性病变的 Meta 分析（2017 年）共纳入 118 例（140 眼）激光角膜屈光术后角膜扩张患者，其中 LASIK 术后 134 眼，PRK 术后 6 眼，随访时间 12 ～ 62 个月。分析表明，CXL 可以有效地稳定角膜屈光术后的角膜扩张性病变，由于治疗后光学中心的归位，其矫正视力得到显著提高，而角膜曲率和角膜地形图规则性参数稳定，经 62 个月的随访，角膜内皮和角膜厚度无明显改变。最常见的并发症是 CXL 后早期角膜 haze，但可在短期内消退，并未影响视力。由于伦理问题，所有纳入分析的研究均为非随机研究，给结果的分析造成偏差。

CXL 在激光角膜屈光手术中预防性应用主要有两个目的，即防止术后角膜扩张和防止屈光回退。如前所述，由于术后角膜厚度降低和角膜生物力学稳定性改变，在眼内压的作用下，存在角膜扩张的可能，尤其对于薄角膜和高度近视患者，其发病率报道为 0.04% ～ 0.6%，然而确切的发病率尚无流行病学调查结果。另有报道显示，高达 30% 的高度近视由于屈光回退需要再次手术，其原因同样与术后角膜生物力学强度不足有关。因此，预防性 CXL 将有助于避免角膜屈光手术后的角膜扩张和屈光回退。Chan 等（2017 年）综述了 11 篇 LASIK 术中预防性联合 CXL 的相关文献报道，结果显示，对于近视矫正手术而言，和单纯 LASIK 相比，LASIK 术中联合 CXL 患者术后视力稳定更早，远期裸眼视力更好，经 2 年随访，无 1 例患者因近视性屈光回退需要加强手术。与近视矫正不同，远视矫正对角膜生物力学影响相对小，但术中联合 CXL 对于具有术后扩张风险的患者仍具稳定作用。作者指出，LASIK 联合 CXL 可以在一定程度上削弱近视矫正的效果，因此建议在术前屈光参数设计时进行适当调整。目前所有的报道都显示 LASIK 联合 CXL 的安全性，由于术中对角膜上皮的保留，与角膜上皮愈合相关的并发症，如 haze 发生率及程度均较低。Xu 等（2017 年）对 11 例（22 眼）存在术后角膜扩张风险的患者施行 LASIK 联合 CXL，经 2 年随访证实，角膜曲率稳定，术后视力理想，角膜无扩张表现，显示了 LASIK 联合 CXL 的安全性和有效性。

11. 角膜胶原交联术联合激光角膜屈光手术的适应证应严格把握

LASIK 联合 CXL 可能存在的问题是：①动物实验提示，LASIK 联合 CXL 使术后角膜瓣的黏附力增强，增加了角膜生物力学稳定性，但是给掀瓣加强手术带来潜在影响；②在圆锥角膜的治疗中，CXL 的角膜持续性平坦作用显然是有益的，而对于 LASIK 术中进行预防性 CXL，角膜持续性变平将可能导致术后的远视漂移；③由于尚无用于预防性 CXL 的核黄素用量和紫外线照射时间标准，虽然目前的报道提供了安全性和有效性的依据，理想的治疗参数仍有待商榷；④患者的选择缺乏统一的标准，所报道的研究中并非所有患者都具有术后角膜扩张的风险，同时尚缺乏足够的样本量和观察时间，有可能误导对疗效的评价。

预防性 CXL 不仅应用于 LASIK，Lee 等（2017 年）回顾性分析了 TransPRK 术中联合应用 CXL 对屈光矫正效果的影响，随访时间为 1 年，以单纯 TransPRK 组作为对照，纳入者均为不存在角膜扩张和术后角膜扩张高风险的患者。结果表明，综合术后多次随访结果，TransPRK 联合 CXL 组的裸眼视力优于单纯 TransPRK 组，而球镜度、散光度和 SE 均低于单纯 TransPRK

组，且无显著 haze 发生，显示了 TransPRK 术中预防性联合应用
CXL 的安全性和有效性。和 LASIK 联合 CXL 相同的问题是，适
用于 TransPRK 联合 CXL 的标准程序尚需进一步确定。

由于目前针对不同程度角膜扩张的 CXL 及针对不同角膜
扩张风险的预防性 CXL 的应用缺乏个体化调整策略，因此激光
角膜屈光手术中预防性 CXL 并不适合作为常规，建议严格选择
具有发生术后角膜扩张风险的患者，避免发生 CXL 相关性并发
症。此外，从激光角膜屈光手术的安全性考虑，避免术源性角膜
扩张的根本仍然是严格把握手术适应证，术前筛查存在角膜扩张
或者术后高风险的患者仍然应作为手术的禁忌。

动物实验研究填补激光角膜屈光手术的临床研究不足

动物实验是研究激光角膜屈光手术的极有价值的途径，通过动物模型和动物研究，这一领域的各种相关细节得到深入的展现，同时填补了临床研究的不足。

12. 激光角膜屈光手术实验动物的选择

实验动物的选择旨在体现相应的临床特征，不仅需要考虑角膜结构和生理功能的可比性，同时需要符合实际手术操作的要求，如负压环的放置等。

从角膜结构的角度，Gonçalves 等（2016 年）比较了母鸡和鹌鹑角膜的组织学、形态学和生物物理学特性，以判断它们作为角膜屈光手术实验动物模型的优劣。分析表明，两种动物的角膜分层和人类相同，具有明显的 Bowman 层。母鸡的角膜厚度和眼轴长度分别为（225.3±18.4）μm 和（12.8±0.25）mm，显著大于鹌鹑。母鸡中央角膜的曲率半径为（3.65±0.08）mm，大于鹌鹑，但二者的角膜屈光力相似。母鸡的角膜基质占角膜总厚度的 82.6%，鹌鹑的角膜基质占角膜总厚度的 72.5%，相比之下，母鸡的角膜基质厚度和占比与人类更为相似。在母鸡的角膜基质内，角膜基质细胞密度为（8.57±1.49）个 /5000μm^2，约为鹌鹑的 1/2。该研究最终得出结论：母鸡的角膜直径较大，各层结构与人类相同，角膜的基质厚度占比与人眼更相似，因而母鸡比鹌鹑更适合作为角膜屈光手术研究的实验动物。

然而，从激光角膜屈光手术的手术操作需要方面，眼眶的结构是选择实验动物的一大要素。因此，目前国内外激光角膜屈光手术较为常用的实验动物是新西兰白兔，除此之外，猪同样是较多使用的动物种类。

13. 激光角膜屈光手术的动物研究对理论完善和技术创新不可或缺

不同类型的动物实验为激光角膜屈光手术提供了基础理论依据和新的研究方向，尤其在术后角膜修复的研究方面。激光角膜屈光手术可造成角膜上皮、角膜前弹力层、角膜基质、角膜神经和泪膜的损伤，其中角膜神经的损伤最受关注，角膜神经损伤造成局部营养障碍和知觉下降，直接影响了与之相关的泪膜和角膜上皮等组织的修复。临床研究表明，PRK 术后 1 年角膜神经

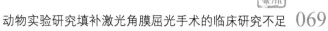

丛密度只有术前的 60%，LASIK 术后 3 年角膜基底膜下神经仍然未能恢复到术前密度，SMILE 术后 1 年角膜知觉显著低于术前，然而，目前临床上尚无有效促进术后角膜神经再生的药物。Esquenazi 等使用新西兰白兔研究神经生长因子（nerve growth factor，NGF）联合二十二碳六烯酸（docosahexaenoic acid，DHA）对 PRK 术后角膜神经再生的影响。研究发现，DHA 联合 NGF 治疗可促进 PRK 术后角膜神经再生和角膜上皮的增殖修复，减少 PRK 术后干眼和其他神经营养性角膜病变的发生，由此进一步提出 Omega-3 脂肪酸对术后神经修复和干眼的治疗意义。

动物实验为角膜屈光手术的超微结构观察提供了可能，Wei 等（2016 年）采用新西兰白兔观察双眼接受不同手术方式后透射电子显微镜下的结构。研究发现，SMILE 和 PRK 术后 1 天和 1 周均存在角膜细胞的激活状态，与 PRK 相比，SMILE 手术所导致的角膜超微结构改变较少，角膜上皮和角膜内皮未见明显损伤，进一步体现了 SMILE 手术的"微创"优势。

由于猪眼和人眼大小及结构相似，使猪成为角膜屈光手术的常用动物之一。Spiru 等（2017 年）用猪眼进行研究发现，尽管原理上都是采用飞秒激光通过角膜基质透镜去除达到屈光矫正的目的，SMILE 免除了角膜瓣的制作，其术后具有较 FLEx 更优的角膜生物力学稳定性。对 FLEx 手术而言，削弱术后角膜生物力学稳定性的因素包括 FLEx 术中制作的"角膜瓣"及基质透镜的厚度，而对 SMILE 手术而言，基质透镜的厚度成为主要的削弱因素。这一研究从离体的力学实验角度更好地诠释了临床在体研究结果，也为今后新手术方式的比较奠定了基础。

动物实验不仅为目前所存在的激光角膜屈光手术的开创、应用和发展提供了不可磨灭的贡献，而且正着力于这一领域新手术和新激光的研究。SMILE 手术使激光角膜屈光手术迈上微创的新台阶，目前其实施全部通过红外飞秒激光完成，Hammer 等多年来尝试使用 345nm 紫外飞秒激光完成小切口角膜基质透镜取出术，该团队研究所采用的实验动物是新西兰白兔，已取得一定成果。研究发现，345nm 紫外飞秒激光不仅可成功完成无瓣的小切口角膜基质透镜取出术，达到屈光矫正的目的，而且具有比目前使用的红外飞秒激光更精确的聚焦，同时所需能量更低，其术后愈合反应类似于 PRK、LASIK 和 SMILE，3 个月观察未见明显的角膜纤维化，这一动物实验研究为激光角膜屈光手术的发展增添了新的可能。

目前所有的激光角膜屈光手术都是通过角膜光学区消融，达到屈光矫正的目的，势必存在角膜切口或角膜上皮损伤，存在感染和愈合相关风险。因此，更理想的手术模式应该是不干扰光学区，没有角膜切口，同时达到矫正的效果。针对这一设想的研究同样离不开动物实验，Zhang 等（2009 年）较早地进行了相关研究，采用未成年新西兰白兔，设计飞秒激光辅助下角膜中周部多层基质内消融技术，既不影响光学区域，又避免损伤角膜上皮，达到相应的远视化结果。2014 年该团队进一步采用成年兔进行研究，得出相似的结果，认为该技术有望为未来近视的非光学区手术矫正提供新的思路。如何确定最佳的激光设置，优化激光程序达到临床所需的安全性、有效性和可预测性将是下一步的研究方向。

如前所述，动物实验在激光角膜屈光手术发展史上的贡献毋庸置疑，不仅用于目前手术方式的完善及并发症（如神经损伤、干眼等）防治策略的检验，更重要的是在本手术领域的创新研究上显示了其不可或缺的地位。

激光角膜屈光手术的其他热点问题

由于中国成人近视的高患病率，激光角膜屈光手术从问世直至今日，始终受到广泛关注，相关的热点问题随着技术发展的不同阶段发生着相应的变化。在 PRK 时代，屈光矫正疗效和角膜的创伤愈合反应（如 haze）形成是关注热点；到 LASIK 时代，角膜瓣相关并发症和视觉质量是关注热点；在飞秒激光小切口手术的当下，视觉质量和角膜生物力学成为关注的热点，体现了医患双方对激光角膜屈光手术微创理念的逐渐认识和为之所做出的不断努力。以下简述近年来本领域的部分热点问题及研究进展。

14. 激光角膜屈光手术后干眼是术后的常见并发症之一

角膜屈光手术后干眼是术后的常见并发症之一，其主要原因是泪膜的稳定性下降，自 1999 年国外首次报道了 PRK 后的泪膜改变，使角膜屈光手术后的干眼受到关注。众所周知，泪膜由黏蛋白层、水样层、脂质层 3 层结构组成，泪膜稳定性的维持有赖于泪膜的质和量，任何影响泪膜 3 层结构的因素都可能导致激光角膜屈光手术后干眼的发生。

综合以往研究，激光角膜屈光手术后干眼的发生机制存在以下方面：①角膜瓣制作和激光切削对角膜神经的损伤使泪液分泌减少，神经损伤造成角膜知觉减退，瞬目运动减少，泪液蒸发加速；②角膜形态的改变影响泪膜分布，导致泪液动力学异常；③术中负压环对结膜杯状细胞的损伤使黏蛋白分泌减少；④手术操作损伤角膜上皮微绒毛，使黏蛋白无法正常吸附；⑤术后眼表炎症使泪液渗透压增加，进一步影响泪膜的稳定性。其中，角膜神经损伤被认为是产生术后干眼的最主要原因。因此，LASIK 手术时，大直径和较厚的角膜瓣、大光区和较深的切削都可能加重术后泪膜不稳定状态，而激光表层角膜屈光手术和 SMILE 手术由于不存在角膜瓣的制作或仅切开 2～4mm 角膜切口，对角膜神经损伤相对少，对术后泪膜的影响则相对较轻。

如前所述，激光角膜屈光手术后干眼发生的主要原因是泪膜的不稳定，而泪膜稳定性的维持有赖于泪膜质和量的稳定，尤其是脂质层的质和量。不仅如此，瞬目运动在泪膜稳定性的维持中也起到不可忽视的作用，通过完全瞬目运动，泪膜得以均匀分布于眼表，脂质层才能起到保护眼表和减少泪液蒸发的作用，反之，不完全瞬目则影响泪膜均匀分布，加速泪液蒸发。针对不同激光角膜屈光手术对泪膜稳定性、脂质层厚度及瞬目形式的影响，Chen 等（2017 年）采用 LipiView 干涉仪（美国 TearScience

公司）研究发现，FS-LASIK 和 LASEK 术后 1 个月平均 TBUT 缩短，20 秒内平均瞬目次数从术前 12.62 次显著减少至术后 6.31 次，脂质层厚度（lipid layer thickness，LLT）手术前后对比并无统计学差异。平均 TBUT 与 LLT 呈正相关性，与不完全瞬目频率呈负相关性，FS-LASIK 组和 LASEK 组 TBUT、LLT 和瞬目形式并无统计学差异。该研究证实了角膜屈光手术后与角膜神经损伤相关的瞬目频率和方式的改变，这一改变直接影响到泪膜的稳定性，是术后干眼的重要原因，而手术方式对所观察指标的影响在该研究中并不显著。

由于 SMILE 手术免除角膜瓣的制作，理论上可以减轻角膜瓣相关性神经损伤对泪膜的影响，因此，对于 SMILE 手术和 FS-LASIK 在泪膜方面的比较始终受到关注。Meta 分析（2017 年）结果显示，术后 1 个月、6 个月 SMILE 组 TBUT 和角膜知觉检测显著优于 FS-LASIK 组，术后 1 个月 SMILE 组角膜上皮基底膜下神经纤维密度显著高于 FS-LASIK 组，术后 6 个月 SMILE 组干眼症状评分（OSDI 问卷）优于 FS-LASIK 组，而泪液渗透压在术后 1 个月和 6 个月两组间差异无统计学意义。该分析进一步提供了 SMILE 在减轻角膜神经损伤、稳定泪膜和保护眼表方面的支持性依据。作者指出，由于伦理原因，患者在手术方式的选择上无法做到随机分组，缺乏超过 1 年的远期术后观察结果，因此，完善的临床随机对照研究和长期观察仍然必要。

手术源性干眼最主要的危险因素是术前已经存在的干眼，激光角膜屈光手术亦不例外。研究表明，LASIK 术后干眼的发生和严重程度与术前干眼具有显著相关性，术前已存在的泪膜不稳定状态与手术对泪膜造成的影响相结合，更促进了激光角膜屈光术后泪膜稳定性的下降。针对这一点，术前筛查必不可少，加强对术前泪膜状态的检查和进行针对性治疗将有助于减轻术后干眼的发生。

对于术后存在的泪膜不稳定状态，可参照干眼的分级诊疗进行处理，同时治疗可能伴随的睑板腺功能障碍。对于严重的术后干眼，除了人工泪液的使用外，非甾体类抗炎药物、糖皮质激素滴眼液、Omega-3 和自体血清均可作为辅助治疗手段，进行综合治疗。

15. 激光角膜屈光手术导致角膜生物力学稳定性降低

角膜生物力学是影响激光角膜屈光手术可预测性及稳定性的重要因素之一，生物力学稳定性降低是术后角膜扩张甚至圆锥角膜发生的危险因素。术源性角膜扩张是激光角膜屈光手术后的严重并发症，可以发生在术后早期或者多年之后，始终受到广泛的关注。伴随检查设备的出现和更新，对这一并发症的认识逐渐深入，不同手术方式对角膜生物力学的影响存在差异。不论何种激光角膜屈光手术，其原理都是通过切削角膜组织，改变角膜曲率，从而达到屈光矫正的目的。因此，以屈光矫正为目的的角膜组织的切削势必削弱角膜的生物力学稳定性，改变其原有的生物力学特性，使之重新分布，而局部生物力学性能的紊乱有可能导致失代偿，造成角膜扩张。

激光表层角膜屈光手术和激光板层角膜屈光手术对角膜生物力学稳定性的影响主要来自两方面，其一是角膜前弹力层是否得到保留，其二是角膜前部基质的稳定性被削弱的程度。李华等认为，由于角膜前弹力层非束状并且不规则的排列方式，在人眼角膜各层组织中贡献了最大部分的生物力学抗拉强度；角膜基质整体上富含胶原纤维，是角膜承受载荷的重要组织，然而，由于前部 1/3 角膜基质胶原纤维的排列方式（交织排列）不同于后部 2/3 角膜基质胶原纤维的排列方式（平行排列），因此，前部角膜基质对角膜生物力学功能的贡献大于后部基质。激光表层角膜屈光手术中前弹力层的切削和 LASIK 术中制作角膜瓣切断前基质层的纤维连接，以及所有以屈光矫正为目的而进行的基质切削，均可导致角膜抗拉强度降低，生物力学稳定性下降。对于以"小切口微创"为特点的 SMILE 手术，除了角膜前部基质层的变化之外，术后早期角膜前弹力层微形变可能对角膜生物力学产生一定程度的削弱作用，取出的角膜基质透镜越厚，术后早期所产生的前弹力层形变将越显著，随时间推移，这一变化逐渐消退，然而目前 SMILE 术后前弹力层形变对角膜生物力学的影响尚无定论。

大部分学者认为，LASIK 手术中所制作的角膜瓣对术后角膜生物力学稳定性的贡献很少，相对于其他手术方式，对角膜强度的削弱较多。对此，学者们在手术设计上进行了尝试，旨在增加术后角膜瓣对角膜生物力学的作用。Li 等（2017 年）分析评价了不同侧切角对 FS-LASIK 术后角膜生物力学的影响。研究设计 90°侧切角 48 例和 130°侧切角 49 例，采用眼反应分析仪（ocular response analyzer，ORA）观察术前和术后 1 个月、3 个月角膜生物力学各项指标的变化。结果提示，FS-LASIK 术后角膜生物力学稳定性明显下降，不同侧切角对 FS-LASIK 术后角膜生物力学有一定影响，结合 ORA 波形参数分析发现，钝角侧切 FS-LASIK 术后角膜受力时更稳定，130°侧切角组角膜瓣边缘有更明显的灰白色愈合痕迹，考虑嵌入式钝角侧切在角膜瓣复位后形成更大的接触面使角膜局部黏附力增加，有助于提高术后角膜生物力学的稳定性。

SMILE 手术免除了角膜瓣的制作，理论上将减少对角膜生物力学的影响。多项研究比较了 SMILE 和 LASIK 术后角膜的生物力学稳定性，虽然所采取的分析指标不同，但基本得出相类似的结论。Shetty 等（2017 年）对比研究 31 例单眼接受 SMILE，对侧眼接受 FS-LASIK 的患者，所采用的分析指标包括可视化角膜生物力学分析仪（corneal visualization scheimpflug technology，Corvis ST）的各项指标和前节光学相干断层扫描（anterior segment optical coherence tomography，AS-OCT）的角膜斑点分布度（corneal speckle distribution，CSD）及前弹力层粗糙指数（Bowman's roughness index，BRI），后两者体现局部角膜的愈合反应。研究发现，术后 6 个月 SMILE 组角膜的硬度和抗张强度指标显著优于 FS-LASIK 组，原因可能和两种手术后早期的角膜水化愈合不同有关。此外，Yu 等（2019 年）采用 ORA 研究显示，就每单位角膜基质切削量而言，SMILE 术后早期对角膜生物力学的削弱程度低于 LASEK 手术，远期则达到基本一致。同样体现了 SMILE 手术在这一方面的优势。

我们研究发现，中高度近视的角膜生物力学有明显不同于低度近视的特点，尤其是高度近视，采用 Corvis ST 对低中高度近视分别测量，发现高度近视角膜更容易变形，表现为变形幅度等参数的显著增加。相关分析发现，高度近视眼轴越长，角膜硬度越低，角膜越容易变形。提示对于高度近视，角膜本身的生物力学稳定性低于中低度近视，而矫正时切削掉更多的组织，角膜的抗张强度势必进一步降低，必须引起重视，即使是不制作角膜瓣的 SMILE 手术。

对于 SMILE 手术，如何更好地维持术后角膜生物力学的稳定性，多位学者进行了多方面相关研究。Wei 等（2017 年）报道了 SMILE 光学区大小对角膜生物力学影响的研究，研究设计了 6.5mm 和 6.0mm 两种光学区，采用 ORA，分析指标是反映角膜黏性阻力的角膜滞后量（corneal hysteresis，CH）、反映角膜硬度的角膜阻力因子（corneal resistance factor，CRF）及其他 ORA 相关指标。研究结果显示，光学区不同的两组患者 SMILE 术后 CH、CRF 值比术前均有所下降，提示生物力学稳定性的削弱；光学区越小，对角膜生物力学的影响则越小，其原因和手术本身对角膜组织的切削及角膜自身胶原排列有关。同时，SMILE 手术在角膜前部基质的透镜制作及取出过程将势必削弱角膜的抗张强度。此外，术中及术后角膜基质成分及排列的改变等因素进一步影响角膜生物力学的稳定性。在光学区的设计方面，角膜中央 4～5 mm 区域内的胶原纤维和周边角膜不同，前者主要是水平方向和垂直方向，后者优先排列为切线方向，有利于维持角膜缘的抗张强度。较小的光学区有助于保留更多周边角膜基质层组织，能够更大限度地保持角膜生物力学的稳定性。该研究提示，虽然扩大光学区可以在一定程度上弥补 SMILE 手术个性化设计方面的不足，改善术后的视觉质量，然而，并不能以过度牺牲角膜生物力学稳定性为代价，必须平衡利弊，综合考虑。该团队的另一项研究指出，SMILE 手术切口的大小对角膜生物力学稳定性产生不同影响，2mm 切口较 5mm 切口更为稳定，提示在 SMILE 手术得到日渐广泛应用的当下，其临床疗效已经被多方验证，而对手术参数的设计仍然是需要不断思考和深入研究的课题。

虽然激光角膜屈光手术对角膜生物力学稳定性存在一定影响，但角膜屈光手术的安全性仍然受到广泛肯定。Dai 等（2018年）观察了接受 LASIK 术的 130 眼术后 10 年的角膜后表面形态，并与未接受手术的人群相比，认为在严格术前筛查，排除圆锥角膜和圆锥角膜倾向的患者，合理设计手术参数，确保足够剩余角膜基质厚度的前提下，角膜的生物力学特性及随之相伴的屈光矫正效果都将得到保持，术后 10 年 LASIK 组角膜后表面仍然呈现中央变平、周边变陡的特点，未出现后表面突起和角膜扩张的表现。

随着检查设备的更新和完善，对术前圆锥角膜的筛查日趋细化和精确，存在显著圆锥角膜或倾向的患者易于判断。然而，临床医生经常面对存在角膜地形图非对称的可疑患者，选择往往存在不确定性，其中部分角膜具有术后发生角膜扩张的风险。Brener 等（2017 年）对比研究了存在角膜地形图不对称的 30 眼（上方和下方角膜曲率差＞ 1.40D）和角膜地形图检查正常的 30 眼 PRK 术后屈光矫正效果和理论弹性模量的变化。结果表明，虽然两组患者术后屈光矫正效果相似，角膜地形图不对称组术后早期（3 个月）呈现角膜应力松弛，角膜中央陡峭化和弹性模量相应降低的表现。长期观察（36 个月）结果提示，角膜地形图不对称将导致早于预期和放大的渐进性角膜扩张。作者提出，影响术后角膜生物力学稳定性的相关因素在术后早期主要是 SE 和角膜上下方屈光力差异，而在术后远期则是 SE 和 PTA，即角膜切削厚度和角膜厚度的百分比。为维持角膜生物力学稳定性，不同角膜的 PTA 阈值不同，其受多种个性化角膜参数的影响，比如角膜地形图非对称、垂直彗差增加量、角膜最薄点后表面突出度、相对薄的角膜和角膜地形图异常改变等。同时，作者指出，角膜在各个部位并不是均匀一致的，角膜弹性和黏性也具有非线性的复杂特性，目前检测手段尚不能很好地模拟真实角膜的生物力学特性，谨慎选择病例和长期观察十分重要。

由于术后角膜生物力学稳定性下降导致角膜扩张和术前角膜地形图特征存在密切相关性，因此，异常角膜地形图的发现和判断是激光角膜屈光手术术前筛查的重要内容，随着对并发症的深入理解及角膜前后表面综合分析设备的完善，这一手术风险正在逐渐得到最大限度地避免。虽然 CXL 被证明可以有效增加角膜生物力学稳定性，但是，在角膜生物力学特性得到完全阐明前，针对角膜地形图异常患者的手术必须持谨慎态度。

16. 激光角膜屈光手术对视觉质量的影响尚未明确

随着激光角膜屈光手术的发展，其安全性、有效性和可预测性已经广为接受，手术后的视觉质量成为医患双方对手术的主要关注点。近 10 年来，经过大量临床研究和相关设备及软件的开发应用，对视觉质量有了逐渐深入的理解，但仍然存在诸多未解决的问题。近年来多位国内外学者对如何提高激光角膜屈光手术后的视觉质量进行了探讨，在此进行简要摘录。

视觉质量的评价包括主观评价，如眩光、光晕、夜间视力下降等不理想的视觉体验；客观评价，如波阵面像差、散射和对比敏感度等。波阵面像差反映的是人眼成像平面上每一点波阵面和理想波阵面的光程差，目前激光角膜屈光手术后高阶像差增加已经成为不可回避的问题。散射则反映光透过不均匀介质时引起的光线传播异常现象，人生来就有散射，但长期的适应使之几乎不被察觉，而手术后形成新的散射将造成眩光和对比敏感度下降。角膜是屈光矫正的主要靶组织，同时也是人眼像差和散射的重要来源，因此，任何影响像差和散射的因素都可能导致术后视觉质量的下降。

综合目前的研究结果，影响激光角膜屈光手术后视觉质量的因素主要包括术前、术中和术后 3 大类。术前因素包含：①术前存在显著的高阶像差，不能通过手术矫正；②较高的预矫屈光度，角膜组织切削过多，导致术后球差显著增加；③角膜曲率异常，预计术后角膜低平或高陡；④较大的暗瞳直径，超过术后有效光学区；⑤显著的泪膜不稳定状态。术中因素包含：①设备因素，导致角膜瓣或基质透镜制作不良或不均匀切削、偏心切削等；②手术操作不当导致角膜瓣和基质透镜不规则；③手术参数设计没有考虑到 Kappa 角、暗瞳直径等影响因素；④患者配合欠佳等。术后因素包含：①角膜愈合异常导致角膜不规则性增加和散射增加；②角膜生物力学改变；③泪膜不稳定；④患者的主观心理因素等。

尽管目前国内外对激光角膜屈光手术后的视觉质量进行了多方面研究，包括相同手术方式不同手术设计的比较、不同手术方式之间的比较等。研究结果为手术选择和设计提供了依据，例如，扩大光学区有助于提高术后视觉质量，但是必须综合考虑角膜生物力学的稳定性；SMILE 术后高阶像差低于常规 FS-LASIK，但高于 Q 值调整的 FS-LASIK 等。然而，视觉质量不是单一因素调控的结果，激光角膜屈光手术后的视觉质量取决于多因素之间错综复杂的综合作用，因此，对这一热点的研究仍将是一个长期的过程。

17. 飞秒激光小切口角膜基质透镜取出术后角膜透镜的再利用

SMILE 手术中取出角膜基质透镜为其临床应用提供了可能，近 5 年来国内外部分学者致力于这一角膜材料的再度使用。Zhao 等（2017 年）动物实验发现，SMILE 角膜基质透镜移植后早期，透镜及周围基质出现中等程度的水肿，移植后 6 个月，透镜和周围组织形态上融合，组织密度接近受体角膜组织，角膜神经逐渐再生，但神经形态存在扭曲表现，透镜内的角膜细胞密度仍低于周围角膜组织。这一观察期为 6 个月的兔实验研究为 SMILE 角膜基质透镜移植的可行性和安全性提供了支持性依据，同时提示，角膜胶原的重排及神经的再生需要更长的时间。

对于 SMILE 角膜基质透镜的临床再利用，多位学者进行了尝试，均取得令人鼓舞的研究结果。Zhao 等（2019 年）采用 SMILE 角膜基质透镜覆盖青光眼引流阀，有效地避免了引流阀的暴露。Jiang 等（2017 年）观察了采用 SMILE 角膜基质透镜对 14 例角膜溃疡和 6 例角膜穿孔进行修补的临床结果，经最长 6 个月观察，所有病例均成功保存了眼球完整性，无 1 例出现角膜排斥反应和角膜融解穿孔，所有 SMILE 角膜基质透镜修补眼的视功能均得到保持或改善。研究指出，SMILE 角膜基质透镜的再利用为角膜供体来源缺乏的地区或者急症患者提供了安全和有效的治疗选择。该作者的另一项 SMILE 角膜基质透镜再利用的临床研究（2018 年）是针对 LASIK 术后角膜扩张（3 眼）患者，采用角膜瓣下植入 SMILE 角膜基质透镜的方法加强患眼的角膜生物力学稳定性。经 12 个月观察，透镜移植后角膜厚度和角膜曲率术后早期即有增加并且逐渐趋于稳定，角膜生物力学指标形变幅度（deformation amplitude，DA）达到正常角膜范围，观察期内未见角膜排斥反应的发生。该研究为 SMILE 角膜基质透镜在 LASIK 术后角膜扩张的治疗开辟了新的思路。

除此之外，Li 等（2017 年）发表了 SMILE 角膜基质透镜矫正远视的临床研究结果，该研究纳入 5 位患者，患者均为 1 眼近视，而对侧眼远视，手术方式为近视眼采用 SMILE 手术取出相应的基质透镜，对侧眼植入该透镜并联合准分子激光矫正，该研究取得了较为乐观的结果，随访观察 1.5 ～ 12 个月，共焦镜显示 SMILE 透镜组织中角膜神经再生，角膜细胞逐渐趋于正常形态，所有植入的透镜未见免疫排斥反应。这项研究一方面进一步证实了 SMILE 角膜基质透镜的良好组织相容性，另一方面为远视的治疗提供了新的思路。

以上临床研究显示了 SMILE 角膜基质透镜再利用的安全性和有效性，然而，研究均使用了新鲜的 SMILE 角膜基质透镜，考虑到更大范围的临床应用，SMILE 角膜基质透镜的保存则十分重要，如何保持组织的透明性、完整性及抗原性直接影响到 SMILE 角膜基质透镜的临床再利用。Liu 等（2017 年）比较了 4 种短期（48 小时）保存方式的结果，分别是磷酸盐缓冲液、细胞培养基 DMEM、角膜保存液 Optisol GS 和无水甘油。研究表明，4℃或者室温条件下 4 种保存液均可获得相类似的 SMILE 角膜基质透镜组织的透明度、结构完整性和低免疫原性，为进一步长期保存提供了重要的缓冲时间。

综上所述，中国激光角膜屈光手术经 20 余年的迅速发展，在理念的更新和设备的完善方面都取得了长足进步，通过术前筛查、优化方案、术中操作和术后复查，手术的安全性、有效性和可预测性都得到了社会的广泛认可。但是，在激光角膜屈光手术的发展上，当前阶段并非最终阶段，手术仍未达到完美，有些重要问题仍有待进一步研究，如视觉质量、角膜生物力学稳定性、"微创手术"理念的更好实施等。因此，对于激光角膜屈光手术而言，这一领域仍然具有挑战性，仍然存在发展空间，仍然处于前行之途。

参考文献

1. Schiefer U, Kraus C, Baumbach P, et al. Refractive errors. Dtsch Arztebl Int, 2016, 113 (41): 693-702.

2. Greene P R, Greene J M. Advanced myopia, prevalence and incidence analysis. Int Ophthalmol, 2018, 38 (2): 869-874.

3. Chen L Y, Manche E E. Comparison of femtosecond and excimer laser platforms available for corneal refractive surgery. Curr Opin Ophthalmol, 2016, 27 (4): 316-322.

4. Stonecipher K, Parrish J, Stonecipher M. Comparing wavefront-optimized, wavefront-guided and topography-guided laser vision correction: clinical outcomes using an objective decision tree. Curr Opin Ophthalmol, 2018, 29 (4): 277-285.

5. Krueger R R, Meister C S. A review of small incision lenticule extraction complications. Curr Opin Ophthalmol, 2018, 29 (4): 292-298.

6. Vogel A, Freidank S, Linz N. Alternatives to femtosecond laser technology: subnanosecond UV pulse and ring foci for creation of LASIK flaps. Ophthalmologe,

2014，111（6）：531-538.

7. Ahn J H，Kim D H，Shyn K H. Investigation of the changes in refractive surgery trends in Korea. Korean J Ophthalmol，2018，32（1）：8-15.

8. Ting D S J，Srinivasan S，Danjoux J P. Epithelial ingrowth following laser in situ keratomileusis（LASIK）：prevalence，risk factors，management and visual outcomes. BMJ Open Ophthalmol，2018，3（1）：e000133.

9. Sandoval H P，Donnenfeld E D，Kohnen T，et al. Modern laser in situ keratomileusis outcomes. J Cataract Refract Surg，2016，42（8）：1224-1234.

10. 中华医学会眼科学分会角膜病学组. 激光角膜屈光手术临床诊疗专家共识（2015 年）. 中华眼科杂志，2015，（4）：249-254.

11. Pillar A，Krueger R. Advances in refractive surgery：June 2014 to July 2015. Asia Pac J Ophthalmol（Phila），2016，5（3）：212-222.

12. Pietilä J，Huhtala A，Mäkinen P，et al. Lasers in corneal surgery. Duodecim，2016，132（22）：2108-2114.

13. Wu W，Wang Y，Xu L. Epipolis-laser in situ keratomileusis versus photorefractive keratectomy for the correction of myopia：a Meta-analysis. Int Ophthalmol，2015，35（5）：757-763.

14. O'Brart D P. Excimer laser surface ablation：a review of recent literature. Clin Exp Optom，2014，97（1）：12-17.

15. Liu Y L，Tseng C C，Lin C P. Visual performance after excimer laser photorefractive keratectomy for high myopia. Taiwan J Ophthalmol，2017，7（2）：82-88.

16. 郭秀瑾，马景学，赵春芳等. 机械法准分子激光上皮瓣下角膜磨镶术与去瓣 Epi-LASIK 术后兔角膜基质细胞凋亡的研究. 眼科研究，2010，28（11）：1020-1024.

17. Golan O，Randleman J B. Pain management after photorefractive keratectomy. Curr Opin Ophthalmol，2018，29（4）：306-312.

18. Margo J A，Munir W M. Corneal haze following refractive surgery：a review of pathophysiology，incidence，prevention，and treatment. Int Ophthalmol Clin，2016，56（2）：111-125.

19. Majmudar P A，Schallhorn S C，Cason J B，et al. Mitomycin-C in corneal surface excimer laser ablation techniques：a report by the American Academy of Ophthalmology. Ophthalmology，2015，122（6）：1085-1095.

20. Kaiserman I，Sadi N，Mimouni M，et al. Corneal breakthrough haze after photorefractive keratectomy with mitomycin C：incidence and risk factors. Cornea，2017，36（8）：961-966.

21. Akcam H T，Unlu M，Karaca E E，et al. Autologous serum eye-drops and enhanced epithelial healing time after photorefractive keratectomy. Clin Exp Optom，2018，101（1）：34-37.

22. Yildirim Y，Olcucu O，Alagoz N，et al. Comparison of visual and refractive results after transepithelial and mechanical photorefractive keratectomy in myopia. Int Ophthalmol，2018，38（2）：627-633.

23. Shapira Y，Mimouni M，Levartovsky S，et al. Comparison of three epithelial removal techniques in PRK：mechanical，alcohol-assisted，and transepithelial laser. J

Refract Surg, 2015, 31（11）：760-766.

24. Fattah M A, Antonios R, Arba Mosquera S, et al. Epithelial erosions and refractive results after single-step transepithelial photorefractive keratectomy and alcohol-assisted photorefractive keratectomy in myopic eyes：a comparative evaluation over 12 months. Cornea, 2018, 37（1）：45-52.

25. Antonios R, Abdul Fattah M, Arba Mosquera S, et al. Single-step transepithelial versus alcohol-assisted photorefractive keratectomy in the treatment of high myopia：a comparative evaluation over 12 months. Br J Ophthalmol, 2017, 101（8）：1106-1112.

26. Lin D T C, Holland S P, Verma S, et al. Postoperative corneal asphericity in low, moderate, and high myopic eyes after transepithelial PRK using a new pulse allocation. J Refract Surg, 2017, 33（12）：820-826.

27. 张丰菊, 孙明甡. 飞秒激光时代浅谈表层角膜屈光手术的临床意义. 中华眼视光学与视觉科学杂志, 2017,（11）：641-645.

28. 侯杰, 王雁, 雷玉琳, 等. 准分子激光屈光性角膜切削术矫治近视术后角膜上皮的重塑及相关因素分析. 中华实验眼科杂志, 2017,（12）：1104-1108.

29. Hou J, Wang Y, Lei Y, et al. Corneal epithelial remodeling and its effect on corneal asphericity after transepithelial photorefractive keratectomy for myopia. J Ophthalmol, 2016, 2016：8582362.

30. Torky M A, Al Zafiri Y A, Khattab A M, et al. Visumax femtolasik versus Moria M2 microkeratome in mild to moderate myopia：efficacy, safety, predictability, aberrometric changes and flap thickness predictability. BMC

Ophthalmol, 2017, 17 (1): 125.

31. Hashmani S, Hashmani N, Rajani H, et al. Comparison of visual acuity, refractive outcomes, and satisfaction between LASIK performed with a microkeratome and a femto laser. Clin Ophthalmol, 2017, 11: 1009-1014.

32. Gros-Otero J, Garcia-Gonzalez M, Teus M A, et al. Femtosecond laser-assisted sub-Bowman keratomileusis versus laser-assisted subepithelial keratomileusis to correct myopic astigmatism. J Optom, 2018, 11 (1): 33-39.

33. Alió Del Barrio J L, Tiveron M, Plaza-Puche A B, et al. Laser-assisted in situ keratomileusis with optimized, fast-repetition, and cyclotorsion control excimer laser to treat hyperopic astigmatism with high cylinder. Eur J Ophthalmol, 2017, 27 (6): 686-693.

34. De Ortueta D, Arba-Mosquera S. Laser in situ keratomileusis for high hyperopia with corneal vertex centration and asymmetric offset. Eur J Ophthalmol, 2017, 27 (2): 141-152.

35. Ghoreishi M, Naderi Beni A, Naderi Beni Z, et al. Comparing aspheric ablation profile with standard corneal ablation for correction of myopia and myopic astigmatism, a contralateral eye study. Lasers Med Sci, 2017, 32 (9): 2129-2138.

36. Mori Y, Miyata K, Ono T, et al. Comparison of laser in situ ketatomileusis and photorefractive keratectomy for myopia using a mixed-effects model. PLoS One, 2017, 12 (3): e0174810.

37. Osman M H, Khalil N M, El-Agha M S. Incidence of posterior vitreous detachment after femtosecond LASIK compared with microkeratome LASIK. cornea,

2017，36（9）：1036-1039.

38. Mastropasqua L，Calienno R，Lanzini M，et al. Opaque bubble layer incidence in Femtosecond laser-assisted LASIK：comparison among different flap design parameters. Int Ophthalmol，2017，37（3）：635-641.

39. 李华，陈敏，田乐，等 . 飞秒激光辅助准分子激光原位角膜磨镶术后光学区变化的研究 . 中华眼科杂志，2018，（1）：39-47.

40. Zhao J，Yu J，Yang L，et al. Changes in the anterior cornea during the early stages of severe myopia prior to and following LASIK，as detected by confocal microscopy. Exp Ther Med，2017，14（4）：2869-2874.

41. Karmona L，Mimouni M，Vainer I，et al. Induced de novo astigmatism after hyperopic LASIK versus myopic LASIK surgery in nonastigmatic eyes. Cornea，2017，36（9）：1040-1043.

42. Wen D，McAlinden C，Flitcroft I，et al. Postoperative efficacy，predictability，safety，and visual quality of laser corneal refractive surgery：a network Meta-analysis. Am J Ophthalmol，2017，178：65-78.

43. Yang X，Liu F，Liu M，et al. 15-Month Visual Outcomes and Corneal Power Changes of SMILE in Treating High Myopia With Maximum Myopic Meridian Exceeding 10.00 D. J Refract Surg，2019，35（1）：31-39.

44. Reinstein D Z，Pradhan K R，Carp G I，et al. Small Incision Lenticule Extraction for Hyperopia：3-Month Refractive and Visual Outcomes. J Refract Surg，2019，35（1）：24-30.

45. 中华医学会眼科学分会眼视光学组 . 我国飞秒激光小切口角膜基质透镜取

出手术规范专家共识（2016 年）. 中华眼科杂志，2016，（1）：15-21.

46. 中华医学会眼科学分会眼视光学组 . 我国飞秒激光小切口角膜基质透镜取出手术规范专家共识（2018 年）. 中华眼科杂志，2016，54（10）：729-736.

47. Titiyal J S，Kaur M，Rathi A，et al. Learning curve of small incision lenticule extraction：challenges and complications. Cornea，2017，36（11）：1377-1382.

48. Chan T C Y，Ng A L K，Cheng G P M，et al. Effect of the learning curve on visual and refractive outcomes of small-incision lenticule extraction. Cornea，2017，36（9）：1044-1050.

49. Mastropasqua L，Nubile M. Corneal thickening and central flattening induced by femtosecond laser hyperopic-shaped intrastromal lenticule implantation. Int Ophthalmol，2017，37（4）：893-904.

50. Zhang C，Ding H，He M，et al. Comparison of early changes in ocular surface and inflammatory mediators between femtosecond lenticule extraction and small-incision lenticule extraction. PLoS One，2016，11（3）：e0149503.

51. Vestergaard A H. Past and present of corneal refractive surgery：a retrospective study of long-term results after photorefractive keratectomy，and a prospective study of refractive lenticule extraction. Acta Ophthalmol，2014，92（5）：492-493.

52. Wang J S，Xie H T，Jia Y，et al. Small-incision lenticule extraction versus femtosecond lenticule extraction for myopic：a systematic review and Meta-analysis. Int J Ophthalmol，2017，10（1）：115-121.

53. 张丰菊 . SMILE 角膜屈光手术专家共识的临床解读 . 中华眼视光学与视觉科学杂志，2017，（3）：129-130.

54. Ganesh S, Brar S, Arra R R. Refractive lenticule extraction small incision lenticule extraction: A new refractive surgery paradigm. Indian J Ophthalmol, 2018, 66 (1): 10-19.

55. Jin H Y, Wan T, Wu F, et al. Comparison of visual results and higher-order aberrations after small incision lenticule extraction (SMILE): high myopia vs. mild to moderate myopia. BMC Ophthalmol, 2017, 17 (1): 118.

56. Li L, Cheng G P M, Ng A L K, et al. Influence of refractive status on the higher-order aberration pattern after small incision lenticule extraction surgery. Cornea, 2017, 36 (8): 967-972.

57. Poyales F, Garzón N, Mendicute J, et al. Corneal densitometry after photorefractive keratectomy, laser-assisted in situ keratomileusis, and small-incision lenticule extraction. Eye (Lond), 2017, 31 (12): 1647-1654.

58. Ji Y W, Kim M, Kang D S Y, et al. Lower laser energy levels lead to better visual recovery after small-incision lenticule extraction: prospective randomized clinical trial. Am J Ophthalmol, 2017, 179: 159-170.

59. Ma J, Wang Y, Li L, et al. Corneal thickness, residual stromal thickness, and its effect on opaque bubble layer in small-incision lenticule extraction. Int Ophthalmol, 2018, 38 (5): 2013-2020.

60. 刘莛, 余婷, 潘娇, 等. 角膜曲率对飞秒激光小切口角膜基质透镜取出术后患者屈光状态影响的临床研究. 中华眼科杂志, 2018, (1): 48-54.

61. Ganesh S, Brar S, K V M. CIRCLE Software for the Management of Retained Lenticule Tissue Following Complicated SMILE Surgery. J Refract Surg, 2019, 35 (1):

60-65.

62. Pérez-Izquierdo R, Rodríguez-Vallejo M, Matamoros A, et al. Influence of Preoperative Astigmatism Type and Magnitude on the Effectiveness of SMILE Correction. J Refract Surg, 2019, 35 (1): 40-47.

63. Mastropasqua L, Calienno R, Curcio C, et al. In vivo and ex vivo evaluation of inflammation and apoptosis induced after SMILE procedures for different refractive error range. Curr Eye Res, 2017, 42 (5): 701-707.

64. Ng A L K, Cheng G P M, Woo V C P, et al. Comparing a new hydroexpression technique with conventional forceps method for SMILE lenticule removal. Br J Ophthalmol, 2018, 102 (8): 1122-1126.

65. Shetty R, Kumar N R, Khamar P, et al. Bilaterally Asymmetric Corneal Ectasia Following SMILE With Asymmetrically Reduced Stromal Molecular Markers. J Refract Surg, 2019, 35 (1): 6-14.

66. Wong J X, Wong E P, Htoon H M, et al. Intraoperative centration during small incision lenticule extraction (SMILE) . Medicine (Baltimore), 2017, 96 (16): e6076.

67. Desautels J D, Moshirfar M, Quist T S, et al. Case of presumed transient light-sensitivity syndrome after small-incision lenticule extraction. Cornea, 2017, 36 (9): 1139-1140.

68. Li M, Yang D, Chen Y, et al. Late-onset diffuse lamellar keratitis 4 years after femtosecond laser-assisted small incision lenticule extraction: a case report. BMC Ophthalmol, 2017, 17 (1): 244.

69. Moshirfar M，Albarracin J C，Desautels J D，et al. Ectasia following small-incision lenticule extraction（SMILE）：a review of the literature. Clin Ophthalmol, 2017，11：1683-1688.

70. 中华医学会眼科学分会眼视光学组 . 我国角膜地形图引导个性化激光角膜屈光手术专家共识（2018 年）. 中华眼科杂志，2018，（1）：23-26.

71. Kanellopoulos A J. Comparison of Corneal Epithelial Remodeling Over 2 Years in LASIK Versus SMILE：A Contralateral Eye Study. Cornea，2019，38（3）：290-296.

72. Ghoreishi M，Naderi Beni A，Naderi Beni Z. Visual outcomes of topography-guided excimer laser surgery for treatment of patients with irregular astigmatism. Lasers Med Sci，2014，29（1）：105-111.

73. Hashmani S，Hashmani N，Haroon H，et al. Visual and refractive outcomes of topography-guided laser-assisted in situ keratomileusis in virgin eyes. Cureus，2018，10（1）：e2131.

74. Reinstein D Z，Archer T J，Carp G I，et al. Incidence and outcomes of optical zone enlargement and recentration after previous myopic LASIK by topography-guided custom ablation. J Refract Surg，2018，34（2）：121-130.

75. Sorkin N，Einan-Lifshitz A，Boutin T，et al. Topography-guided photorefractive keratectomy in the treatment of corneal scarring. J Refract Surg，2017，33（9）：639-644.

76. 白继，刘莛 . 角膜地形图引导的准分子激光屈光手术现状与进展 . 中华眼视光学与视觉科学杂志，2016，18（7）：385-388.

77. Shetty R, Shroff R, Grover T, et al. Topography-guided neutralization technique for the management of flap complication in laser in situ keratomileusis. Indian J Ophthalmol, 2017, 65 (7): 618-620.

78. Kontadakis G A, Kankariya V P, Tsoulnaras K, et al. Long-term comparison of simultaneous topography-guided photorefractive keratectomy followed by corneal cross-linking versus corneal cross-linking alone. Ophthalmology, 2016, 123 (5): 974-983.

79. Kanellopoulos A J. Topography-guided LASIK versus small incision lenticule extraction (SMILE) for myopia and myopic astigmatism: a randomized, prospective, contralateral eye study. J Refract Surg, 2017, 33 (5): 306-312.

80. Ye M J, Liu C Y, Liao R F, et al. SMILE and wavefront-guided LASIK out-compete other refractive surgeries in ameliorating the induction of high-order aberrations in anterior corneal surface. J Ophthalmol, 2016, 2016: 8702162.

81. Manche E, Roe J. Recent advances in wavefront-guided LASIK. Curr Opin Ophthalmol, 2018, 29 (4): 286-291.

82. Zhang J, Zheng L, Zhao X, et al. Corneal aberrations after small-incision lenticule extraction versus Q value-guided laser-assisted in situ keratomileusis. Medicine (Baltimore), 2019, 98 (5): e14210.

83. Kobashi H, Kamiya K, Igarashi A, et al. Two-years results of small-incision lenticule extraction and wavefront-guided laser in situ keratomileusis for myopia. Acta Ophthalmol, 2018, 96 (2): e119-e126.

84. Durán J A, Gutiérrez E, Atienza R, et al. Vector analysis of astigmatic

changes and optical quality outcomes after wavefront-guided laser in situ keratomileusis using a high-resolution aberrometer. J Cataract Refract Surg，2017，43（12）：1515-1522.

85. Toy B C，Manche E E. Vector analysis of 1-year astigmatic outcomes from a randomized fellow eye comparison of photorefractive keratectomy using 2 excimer laser platforms. Eye Contact Lens，2016，44（S1）：S71-S76.

86. Khalifa M A，Alsahn M F，Shaheen M S，et al. Comparative analysis of the efficacy of astigmatic correction after wavefront-guided and wavefront-optimized LASIK in low and moderate myopic eyes. Int J Ophthalmol，2017，10（2）：285-292.

87. Yu C Q，Manche E E. Comparison of 2 wavefront-guided excimer lasers for myopic laser in situ keratomileusis：one-year results. J Cataract Refract Surg，2014，40（3）：412-422.

88. Chen X，Wang Y，Zhang J，et al. Comparison of ocular higher-order aberrations after SMILE and Wavefront-guided Femtosecond LASIK for myopia. BMC Ophthalmol，2017，17（1）：42.

89. 沈政伟，周和政，吴金桃，等 . 正常眼角膜 Q 值检测分析 . 国际眼科杂志，2006，6（6）：1356-1357.

90. Molchan R P，Taylor K R，Panday V A，et al. Retrospective analysis comparing the preoperative and postoperative Q values for 2 different lasers in refractive surgery. Cornea，2015，34（11）：1437-1440.

91. Zhang J，Zheng L，Zhao X，et al. Corneal biomechanics after small-incision lenticule extraction versus Q-value-guided femtosecond laser-assisted in situ

keratomileusis. J Curr Ophthalmol, 2016, 28 (4)：181-187.

92. Sun M S, Zhang L, Guo N, et al. Consistent comparison of angle kappa adjustment between Oculyzer and Topolyzer Vario topography guided LASIK for myopia by EX500 excimer laser. Int J Ophthalmol, 2018, 11 (4)：662-667.

93. 莫利娟，李青松，张兴儒. 胶原交联治疗眼科疾病的进展. 国际眼科纵览，2016, 40 (4)：241-246.

94. Khakshoor H, McCaughey M V, Vejdani A H, et al. Use of angle kappa in myopic photorefractive keratectomy. Clin Ophthalmol, 2015, 9：193-195.

95. Zarei-Ghanavati S, Gharaee H, Eslampour A, et al. Angle kappa changes after photorefractive keratectomy for myopia. Int Ophthalmol, 2014, 34 (1)：15-18.

96. Qi H, Jiang J J, Jiang Y M, et al. Kappa angles in different positions in patients with myopia during LASIK. Int J Ophthalmol, 2016, 9 (4)：585-589.

97. Zhou H Y, Cao Y, Wu J, et al. Role of corneal collagen fibrils in corneal disorders and related pathological conditions. Int J Ophthalmol, 2017, 10 (5)：803-811.

98. Mohammadpour M, Masoumi A, Mirghorbani M, et al. Updates on corneal collagen cross-linking：Indications, techniques and clinical outcomes. J Curr Ophthalmol, 2017, 29 (4)：235-247.

99. Li W, Wang B. Efficacy and safety of transepithelial corneal collagen crosslinking surgery versus standard corneal collagen crosslinking surgery for keratoconus：a Meta-analysis of randomized controlled trials. BMC Ophthalmol, 2017, 17 (1)：262.

100. Sachdev G S, Sachdev M. Recent advances in corneal collagen cross-linking. Indian J Ophthalmol, 2017, 65 (9): 787-796.

101. Kobashi H, Rong S S. Corneal collagen cross-linking for keratoconus: systematic review. Biomed Res Int, 2017, 2017: 8145651.

102. Hersh P S, Stulting R D, Muller D, et al. U.S. multicenter clinical trial of corneal collagen crosslinking for treatment of corneal ectasia after refractive surgery. Ophthalmology, 2017, 124 (10): 1475-1484.

103. Wan Q, Wang D, Ye H, et al. A review and Meta-analysis of corneal cross-linking for post-laser vision correction ectasia. J Curr Ophthalmol, 2017, 29 (3): 145-153.

104. Chan T C Y, Ng A L K, Chan K K W, et al. Combined application of prophylactic corneal cross-linking and laser in-situ keratomileusis: a review of literature. Acta Ophthalmol, 2017, 95 (7): 660-664.

105. Xu W, Tao Y, Wang L, et al. Evaluation of biomechanical changes in myopia patients with unsatisfactory corneas after femto second-laser in situ keratomileusis (FS-LASIK) concurrent with accelerated corneal collagen cross-linking using Corvis-ST: two-year follow-up results. Med Sci Monit, 2017, 23: 3649-3656.

106. Evangelista C B, Hatch K M. Corneal collagen cross-linking complications. Semin Ophthalmol, 2018, 33 (1): 29-35.

107. Seiler T G, Engler M, Beck E, et al. Interface bonding with corneal crosslinking (CXL) after LASIK ex vivo. Invest Ophthalmol Vis Sci, 2017, 58 (14): 6292-6298.

108. Lee H， Yong Kang D S， Ha B J， et al. Comparison of outcomes between combined transepithelial photorefractive keratectomy with and without accelerated corneal collagen cross-linking：a 1-year study. Cornea，2017，36（10）：1213-1220.

109. Wei S， Wang Y， Wu D， et al. Ultrastructural changes and corneal wound healing after SMILE and PRK procedures. Curr Eye Res，2016，41（10）：1316-1325.

110. Spiru B， Kling S， Hafezi F， et al. Biomechanical differences between femtosecond lenticule extraction (FLEx) and small incision lenticule extraction (SMILE) tested by 2D-extensometry in ex vivo porcine eyes. Invest Ophthalmol Vis Sci， 2017， 58（5）：2591-2595.

111. Hammer C M， Petsch C， Klenke J， et al. Wound healing in rabbit corneas after flapless refractive lenticule extraction with a 345 nm ultraviolet femtosecond laser. J Cataract Refract Surg， 2017， 43（10）：1335-1342.

112. Zhang Z Y， Hoffman M R， Zhou X T， et al. Refractive change in the adult rabbit eye after corneal relaxation with the femtosecond laser. BMC Ophthalmol，2014，14：8.

113. Gomes J A P， Azar D T， Baudouin C， et al. TFOS DEWS II iatrogenic report. Ocul Surf， 2017， 15（3）：511-538.

114. Zhao J， Gao Y， Han T， et al. Microdistortions in Bowman's Layer 3 Years After SMILE for Myopia. J Refract Surg， 2019， 35（2）：96-101.

115. Yu M， Chen M， Dai J. Comparison of the posterior corneal elevation and biomechanics after SMILE and LASEK for myopia：a short- and long-term observation.

Graefes Arch Clin Exp Ophthalmol, 2019, 257 (3) : 601-606.

116. Dohlman T H, Lai E C, Ciralsky J B. Dry eye disease after refractive surgery. Int Ophthalmol Clin, 2016, 56 (2) : 101-110.

117. Chen Q, Li M, Yuan Y, et al. Effects of tear film lipid layer thickness and blinking pattern on tear film instability after corneal refractive surgery. Cornea, 2017, 36 (7) : 810-815.

118. Kobashi H, Kamiya K, Shimizu K. Dry eye after small incision lenticule extraction and femtosecond laser-assisted LASIK: Meta-analysis. Cornea, 2017, 36 (1): 85-91.

119. Goyal P, Jain A K, Malhotra C. Oral omega-3 fatty acid supplementation for laser in situ keratomileusis-associated dry eye. Cornea, 2017, 36 (2) : 169-175.

120. Alio J L, Rodriguez A E, Abdelghany A A, et al. Autologous platelet-rich plasma eye drops for the treatment of post-LASIK chronic ocular surface syndrome. J Ophthalmol, 2017, 2017: 2457620.

121. Ma J, Wang Y, Wei P, et al. Biomechanics and structure of the cornea: implications and association with corneal disorders. Surv Ophthalmol, 2018, 63 (6) : 851-861.

122. Ambrósio R Jr, Correia F F, Lopes B, et al. Corneal biomechanics in ectatic diseases: refractive surgery implications. Open Ophthalmol J, 2017, 11: 176-193.

123. 李华, 王雁, 窦瑞, 等. 不同侧切角对飞秒激光辅助的 LASIK 术后角膜生物力学影响的对比研究. 中华眼科杂志, 2017, (1) : 23-32.

124. Shetty R, Francis M, Shroff R, et al. Corneal biomechanical changes and

tissue remodeling after SMILE and LASIK. Invest Ophthalmol Vis Sci, 2017, 58（13）：5703-5712.

125. Wang J, Li Y, Jin Y, et al. Corneal biomechanical properties in myopic eyes measured by a dynamic Scheimpflug analyzer. J Ophthalmol, 2015, 2015：161869.

126. 危平辉，王雁，李华，等 . 飞秒激光小切口角膜基质透镜取出术光学区大小对角膜生物力学特性影响的研究 . 中华眼科杂志，2017，（3）：182-187.

127. Wu Z, Wang Y, Zhang J, et al. Comparison of corneal biomechanics after microincision lenticule extraction and small incision lenticule extraction. Br J Ophthalmol, 2017, 101（5）：650-654.

128. Wang Y, Li X, Huang W, et al. Partial thickness cornea tissue from small incision lenticule extraction：A novel patch graft in glaucoma drainage implant surgery. Medicine (Baltimore), 2019, 98（9）：e14500.

129. Dai M L, Wang Q M, Lin Z S, et al. Posterior corneal surface differences between non-laser in situ keratomileusis（LASIK）and 10-year post-LASIK myopic eyes. Acta Ophthalmol, 2018, 96（2）：e127-e133.

130. Brenner L F, Renna A, Pandolfi A, et al. Myopic surface ablation in asymmetrical topographies：refractive results and theoretical corneal elastic response. Am J Ophthalmol, 2017, 177：34-43.

131. 徐路路，王雁，吴文静，等 .SMILE 术后散射的变化特征及相关影响因素 . 中华眼视光学与视觉科学杂志，2014，（7）：394-398.

132. 张丰菊 . 提高飞秒激光角膜屈光手术术后视觉质量的关键点 . 中华眼视光学与视觉科学杂志，2014，（4）：193-195.

133. 王雁，郝维婷. 有效控制角膜屈光手术后光学并发症以不断提高手术后视觉质量. 中华实验眼科杂志，2017，（6）：481-485.

134. Zhou J，Xu Y，Li M，et al. Preoperative refraction，age and optical zone as predictors of optical and visual quality after advanced surface ablation in patients with high myopia：a cross-sectional study. BMJ Open，2018，8（6）：e023877.

135. Zhu X，Zou L，Yu M，et al. Comparison of postoperative visual quality after SMILE and LASEK for high myopia：A 1-year outcome. PLoS One，2017，12（8）：e0182251.

136. Ganesh S，Brar S，Patel U. Comparison of ReLEx SMILE and PRK in terms of visual and refractive outcomes for the correction of low myopia. Int Ophthalmol，2018，38（3）：1147-1154.

137. Zhao J，Shen Y，Tian M，et al. Corneal lenticule allotransplantation after femtosecond laser small incision lenticule extraction in rabbits. Cornea，2017，36（2）：222-228.

138. Jiang Y，Li Y，Liu X W，et al. A novel tectonic keratoplasty with femtosecond laser intrastromal lenticule for corneal ulcer and perforation. Chin Med J（Engl），2016，129（15）：1817-1821.

139. Jiang Y，Li Y，Yang S，et al. Tuck-in Lamellar keratoplasty with an lenticule obtained by small incision lenticule extraction for treatment of Post- LASIK Ectasia. Sci Rep，2017，7（1）：17806.

140. Li M，Li M，Sun L，et al. In vivo confocal microscopic investigation of the cornea after autologous implantation of lenticules obtained through small incision

lenticule extraction for treatment of hyperopia. Clin Exp Optom，2018，101（1）：38-45.

141. Liu Y C，Williams G P，George B L，et al. Corneal lenticule storage before reimplantation. Mol Vis，2017，23：753-764.

出版者后记
Postscript

　　科学技术文献出版社自 1973 年成立即开始出版医学图书，40 余年来，医学图书的内容和出版形式都发生了很大变化，这些无一不与医学的发展和进步相关。《中国医学临床百家》从 2016 年策划至今，感谢 600 余位权威专家对每本书、每个细节的精雕细琢，现已出版作品近百种。2018 年，丛书全面展开学科总主编制，由各个学科权威专家指导本学科相关出版工作，我们以饱满的热情迎来了《中国医学临床百家》丛书各个分卷的诞生，也期待着《中国医学临床百家》丛书的出版工作更加科学与规范。

　　近几年，中国的临床医学有了很大的发展，在国际医学领域也开始崭露头角。以北京天坛医院牵头的 CHANCE 研究成果改写美国脑血管病二级预防指南为标志，中国一批临床专家的科研成果正在走向世界。但是，这些权威临床专家的科研成果多数首先发表在国外期刊上，之后才在国内期刊、会议中展现。如果出版专著，又为多人合著，专家个人的观点和成果精华被稀释。为改变这种零落的展现方式，作为科技部所属的唯一一家出版机构，我们有责任为中国的临床医生提供一个系统展示临床研究成果的舞台。为此，我们策划出版了这套高端医学专著——《中国医学临床百家》丛书。

"百家"既指临床各学科的权威专家，也取百家争鸣之义。

丛书中每一本书阐述一种疾病的最新研究成果及专家观点，按年度持续出版，强调医学知识的权威性和时效性，以期细致、连续、全面展示我国临床医学的发展历程。与其他医学专著相比，本丛书具有出版周期短、持续性强、主题突出、内容精练、阅读体验佳等特点。在图书出版的同时，同步通过万方数据库等互联网平台进入全国的医院，让各级临床医师和医学科研人员通过数据库检索到专家观点，并能迅速在临床实践中得以应用。

在与作者沟通过程中，他们对丛书出版的高度认可给了我们坚定的信心。北京协和医院邱贵兴院士说"这个项目是出版界的创新……项目持续开展下去，对促进中国临床学科的发展能起到很大作用"。中国人民解放军第二军医大学孙颖浩校长表示"我鼓励我国的泌尿外科医生把自己的创新成果和宝贵的经验传播给国内同行，我期待本丛书的出版"；北京大学第一医院霍勇教授认为"百家丛书很有意义"。我们感谢这么多临床专家积极参与本丛书的写作，他们在深夜里的奋笔，感动着我们，鼓舞着我们，这是对本丛书的巨大支持，也是对我们出版工作的肯定，我们由衷地感谢作者的支持与付出！

在传统媒体与新兴媒体相融合的今天，打造好这套在互联网时代出版与传播的高端医学专著，为临床科研成果的快速转化服务，为中国临床医学的创新及临床医师诊疗水平的提升服务，我们一直在努力！

科学技术文献出版社

2018 年春